消化管EUS パーフェクトガイド

東京大学医学部附属病院 消化器内科 准教授
藤城光弘 編

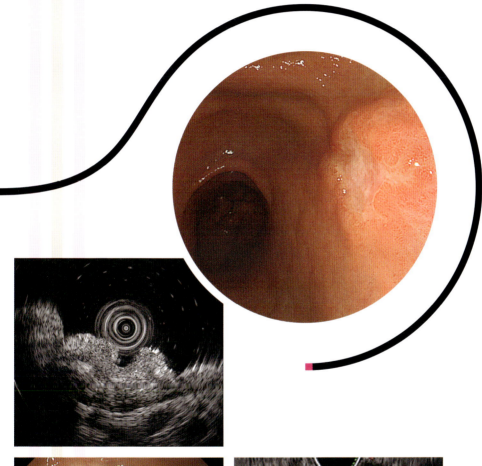
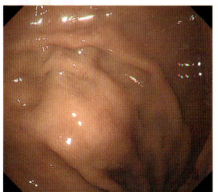
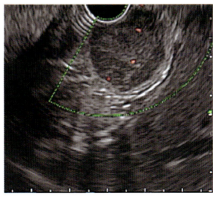

日本医事新報社

序

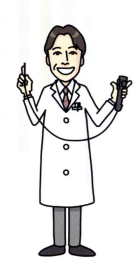

ここに，消化管EUSの入門書『消化管EUSパーフェクトガイド』をお届けする。

本書は，2016年6月，私に届いた一通のメールに端を発している。日本医事新報社磯辺栄吉郎氏からの，消化管EUS関連の書籍作成のご依頼であった。最近ではほとんどEUSに携わっていなかったため，一度は辞退申し上げたが，ぱっと思いつくような消化管EUSの入門書がないことは事実である。東大病院で実際にEUSを担当している新美惠子先生に打診したところ，「やってみます」との前向きのコメント。私の役割は"ご協力頂ける先生方をつなぐこと"と思い直し，お受けすることにした。

EUS-FNAの保険適用を機に，東大ではそれまで細々と行っていたにすぎなかった消化管EUSを本格的に確立してくれたのが，現在慶應義塾大学で活躍している後藤 修先生である（2018年4月より日本医科大学）。彼の築いた礎が，今，新美先生へと引き継がれている。まず，後藤先生にお願いした。次に，ESDの黎明期に東大でご一緒した角嶋直美先生の「静岡がんセンターに行ったらEUS-FNAをやるようになったのですが，女性の手にはEUSの操作部は大きくて，重たくて大変なんですよね」との言葉を思い出した。さっそく連絡を取ると「いいですよ」というお返事。さらに，TGCDC (Tokyo Gastrology Clinical Diagnosis Conference) でEUSのレクチャーをされた時に，「消化管EUSの本を作りたい」と言っておられた国立がん研究センター中央病院の吉永繁高先生にもご連絡してみたところ，即座にご快諾頂いた。

私たちが持ち合わせていないEUSの知識に関しては，各内視鏡メーカー，その道の第一人者である東京女子医科大学の中村真一先生，東京医科大学の糸井隆夫先生のご協力も仰げることとなった。

素晴らしい先生方をつなぐことができ，私の役目は果たせたのではないかと思う。執筆者各位には，お忙しい中ご執筆頂いたことをこの場を借りて心より感謝申し上げたい。そして，本書の完成にご協力くださったすべての方々に改めて厚く御礼申し上げる。

EUSに関する豊富な経験がコンパクトに詰まった本書が，消化管EUSの入門書として，皆様の日々の診療等に役立つことがあれば幸いである。

2017年11月　藤城光弘

目 次

● 総 論

① EUSのための基礎知識
超音波の原理 ——————————————————— 2

② 超音波内視鏡装置・機種
オリンパス ——————————————————— 7
富士フイルム ——————————————————— 13
HOYAペンタックス ——————————————— 18

③ スコープ別の準備・適応・基本走査
ラジアル型スコープ ——————————————— 22
コンベックス型スコープ ———————— QR:動画 28
細径プローブ ——————————————— QR:動画 34

④ 超音波内視鏡下穿刺吸引針生検 EUS-FNA
FNA穿刺針の種類と選択 ———————————— 39
EUS-FNAの実際 ———————————— QR:動画 43

⑤ 臓器別の解剖と基本走査
食道 ——————————————————— QR:動画 51
胃 ————————————————————— 55
十二指腸 ——————————————————— 58
大腸 ————————————————————— 61

コラム：将来性のある手技
EUSガイド下胃空腸吻合術 (EPASS) ——————— 66

QR:動画 マークについて

日本医事新報社 Web サイトにて，関連動画をご覧頂けます。
本文中の QR コードを読み取る，または下記 URL にアクセスしてご利用ください。
URL：http://www.jmedj.co.jp/book/eus/
なお，本文中に直接アクセス用の URL を掲載しています。

● 各 論

① 粘膜下腫瘍

粘膜下腫瘍の診断 ——————————————— 70

② 症例 粘膜下腫瘍

平滑筋腫：食道 ——————————————— 75

平滑筋腫：胃 ——————————————— 76

平滑筋腫：小腸 ——————————————— 77

平滑筋腫：直腸 ——————————————— 78

平滑筋肉腫：食道 ————————————— QR:動画 79

平滑筋肉腫：大腸 —————————————— 80

GIST：胃 very low risk ——————————— 81

GIST：胃 moderate risk ——————————— 82

GIST：胃 high risk ————————————— 83

GIST：十二指腸 low risk① ————————— 84

GIST：十二指腸 low risk② ————————— 85

GIST：十二指腸 moderate risk ——————— 86

GIST：十二指腸 ——————————————— 87

GIST：直腸 high risk ———————————— 88

神経鞘腫：胃① ——————————————— 89

神経鞘腫：胃② ————————————— QR:動画 90

神経鞘腫：大腸 ———————————— QR:動画 91

脂肪腫疑い：十二指腸 ———————————— 92

脂肪腫：食道 ———————————————— 93

脂肪腫：胃① ———————————————— 94

脂肪腫：胃② ———————————————— 95

異所性膵：胃① ——————————————— 96

異所性膵：胃② ————————————— QR:動画 97

異所性膵：胃③ ——————————————— 98

異所性膵：胃④ ——————————————— 99

異所性胃腺 —————————————————————— 100

悪性リンパ腫：胃 ——————————————————— 101

悪性リンパ腫：胃MALTリンパ腫① —————————— 102

悪性リンパ腫：胃MALTリンパ腫② —————————— 103

悪性リンパ腫：胃濾胞性リンパ腫 —————————— 104

悪性リンパ腫：十二指腸濾胞性リンパ腫 —————— 105

嚢胞：胃 ——————————————————————— 106

gastritis cystica profunda ————————————— 107

リンパ管腫：胃 ——————————————— QR:動画 108

リンパ管腫：十二指腸① —————————————— 109

リンパ管腫：十二指腸② —————————————— 110

血管腫疑い ————————————————————— 111

血管腫：胃 ————————————————————— 112

炎症性線維性ポリープ (IFP)：胃 —————————— 113

NET (カルチノイド)：胃 —————————————— 114

NET (カルチノイド)：十二指腸① —————————— 115

NET (カルチノイド)：十二指腸② —————————— 116

NET (カルチノイド)：直腸① ———————————— 117

NET (カルチノイド)：直腸② ———————————— 118

顆粒細胞腫：食道 —————————————————— 119

顆粒細胞腫：胃 ——————————————————— 120

炎症性腫瘤：胃① —————————————————— 121

炎症性腫瘤：胃② —————————————————— 122

アニサキス：胃 ——————————————————— 123

ブルンネル腺過形成① ——————————————— 124

ブルンネル腺過形成② ——————————————— 125

粘膜脱症候群 (MPS)：大腸 ————————————— 126

粘膜脱症候群 (MPS)：直腸 ————————————— 127

虫垂粘液性腫瘍 ——————————————————— 128

③ 上皮性腫瘍

深達度診断 ————————————————————————————— 129

④ 症例 上皮性腫瘍

食道癌：T1a-EP (M1) ————————————————————————— 136

食道癌：T1a-LPM (M2) ① ——————————————————————— 137

食道癌：T1a-LPM (M2) ② ——————————————————————— 138

食道癌：T1a-MM (M3) ① ——————————————————————— 139

食道癌：T1a-MM (M3) ② ——————————————————————— 140

食道癌：T1a-MM (M3) ③ ——————————————————————— 142

食道癌：T1b-SM2 ① ————————————————————————— 143

食道癌：T1b-SM2 ② ————————————————————————— 144

食道癌：T1b-SM3 ① ————————————————————————— 145

食道癌：T1b-SM3 ② ————————————————————————— 146

食道癌：CRT 後再発 ① ———————————————————————— 147

食道癌：CRT 後再発 ② ———————————————————————— 148

胃癌：T1a (M) ① ——————————————————————————— 149

胃癌：T1a (M) ② ——————————————————————————— 150

胃癌：T1a (M) ③ ——————————————————————————— 151

胃癌：T1a (M) ④ ——————————————————————————— 152

胃癌：T1a (M) ⑤ ——————————————————————————— 153

胃癌：T1b (SM1) ——————————————————————————— 154

胃癌：T1b (SM2) ① —————————————————————————— 155

胃癌：T1b (SM2) ② —————————————————————————— 156

胃癌：T1b (SM2) ③ —————————————————————————— 157

胃癌：T1b2 (SM2) ① ————————————————————————— 158

胃癌：T1b2 (SM2) ② ————————————————————————— 159

胃癌：T1b2 (SM2) ③ ————————————————————————— 160

胃癌：T1b2 (SM2) ④ ————————————————————————— 161

胃癌：Type4 ————————————————————————————— 162

十二指腸癌：T1a（M） —————————— 163

十二指腸癌：T1b（SM）① —————————— 164

十二指腸癌：T1b（SM）② —————————— 165

十二指腸癌：T3（SS） —————————— 166

直腸癌：T2（MP） —————————— 167

直腸癌：術後局所再発 —————————— 168

⑤ 症例 上皮性非腫瘍

過形成性ポリープ：胃 —————————— 169

消化性潰瘍瘢痕：胃 —————————— 170

結核：胃 —————————— 171

⑥ 症例 静脈瘤・その他

壁外性圧排：食道（椎体） —————————— 172

壁外性圧排：脾動脈 —————————— 173

壁外性圧排：脾動脈瘤 —————————— 174

壁外性圧排：脾臓 —————————— 175

壁外性圧排：膵腫瘍 —————————— 176

壁外性圧排：肝臓 —————————— 177

壁外性圧排：肝囊胞 —————————— 178

壁外性圧排：腎囊胞 —————————— 179

成熟奇形腫：大腸 —————————— 180

静脈瘤：食道 —————————— 181

静脈瘤：胃① —————————— 182

静脈瘤：胃② —————————— 183

胃重複 —————————— 184

結核：リンパ節 —————— QR：動画 185

リンパ節腫脹：縦隔リンパ節① —————————— 186

リンパ節腫脹：縦隔リンパ節② —————————— 188

リンパ節腫脹：腹腔内リンパ節 —————————— 189

索引 —————————— 190

執筆者一覧

編　者

藤城光弘　　　東京大学医学部附属病院消化器内科 准教授／光学医療診療部 部長

執筆者（執筆順）

齋藤　格　　　東京大学医学部附属病院消化器内科／光学医療診療部

後藤　修　　　日本医科大学消化器内科

新美惠子　　　東京大学医学部附属病院消化器内科／検診部

吉永繁高　　　国立がん研究センター中央病院内視鏡科 外来医長

田中雅樹　　　静岡県立静岡がんセンター内視鏡科 医長

高丸博之　　　国立がん研究センター中央病院内視鏡科

瀧澤　初　　　丸の内クリニック内科 健診センター長

川田　登　　　静岡県立静岡がんセンター内視鏡科 医長

角嶋直美　　　静岡県立静岡がんセンター内視鏡科 医長

糸井隆夫　　　東京医科大学消化器内科 主任教授／診療科長

中山敦史　　　慶應義塾大学医学部腫瘍センター低侵襲療法研究開発部門

伊藤紗代　　　静岡県立静岡がんセンター内視鏡科 医長

加藤元彦　　　慶應義塾大学医学部消化器内科

籔内洋平　　　静岡県立静岡がんセンター内視鏡科

細谷和也　　　静岡県立静岡がんセンター内視鏡科

皆月ちひろ　　東京大学医学部附属病院消化器内科／感染制御部

飽本哲兵　　　慶應義塾大学医学部腫瘍センター低侵襲療法研究開発部門

五十嵐公洋　　仙台厚生病院消化器センター消化器内科

柴田昌幸　　　静岡県立静岡がんセンター内視鏡科

岸田圭弘　　　静岡県立静岡がんセンター内視鏡科

松井　徹　　　静岡県立静岡がんセンター内視鏡科

張　萌琳　　　国立がん研究センター中央病院内視鏡科

谷口浩和　　　国立がん研究センター中央病院病理科

石橋　嶺　　　東京大学医学部附属病院消化器内科

村井克行　　　静岡県立静岡がんセンター内視鏡科

間　浩正　　　静岡県立静岡がんセンター内視鏡科

吉田将雄　　　静岡県立静岡がんセンター内視鏡科 副医長

岩井朋洋　　　豊川市民病院消化器内科 副医長

滝沢耕平　　　静岡県立静岡がんセンター内視鏡科 医長

中村真一　　　東京女子医科大学消化器内視鏡科 教授

和田友則　　　三楽病院消化器内科 部長／副院長

与田武徳　　　三楽病院消化器内科 医長

消化管EUSパーフェクトガイド

総 論

総論

① EUSのための基礎知識
超音波の原理

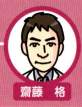
齋藤　格

　音波は振動であり，媒質を介して伝搬する。超音波とは，可聴音域を超える高い周波数の音波のことである。超音波を発射し，生体内の組織や臓器での反射波と散乱波を受信して画像化したものが超音波診断装置である。

超音波とは

　一般に，音とは媒質の振動であり，物が振動するとその周りの空気や水などの媒質も同様に振動し，その振動が広がり弾性波（音波）として伝わる。音波が人間の耳へ到達し鼓膜を振動させることで，人間には音として認識される。ただし，人間が認識することができる音（可聴音）は，振動の周波数として通常20〜20kHzの範囲であるとされる（1kHz＝10^3Hz）。可聴音域を超える高い振動数の音波のこと，すなわち人間が耳で聞くことを目的としていない高周波数の音波を"超音波（ultrasonic）"と呼ぶ。

超音波の特性

速度・周波数・波長の関係

　音波は，固体，液体，気体などを媒質として伝搬するが，真空中では伝わらない。気体，液体中では，媒質にずれ弾性が存在しないため音波は疎密波（縦波）として伝搬し，固体中では疎密波のほかに剪断波（横波）も生じる。媒質によって伝搬のしやすさは異なり，固体＞液体＞気体の順で伝搬効率が高くなる。また，伝わる速度（音速）も速くなる傾向がある。空気中の音速は約340m/秒，水中での音速は約1,480m/秒である（表1）。

　周波数（振動数）は，1秒間に音波の振動が繰り返される回数のことを言う。単位はHz（ヘルツ）で表す（図1）。

　診断用超音波装置に用いられる周波数は，大部分が2M〜20MHz程度である（1MHz＝10^6Hz）。周波数（f）と音速（c），波長（λ）の間には，以下の関係式が成り立つ。

$$音速（c）＝周波数（f）×波長（λ）$$

表1 ● 媒質による音の伝搬速度（音速）

媒質	伝搬速度（m／秒）
空気	340
水	1,480
血液	1,570
脂肪	1,450
軟部組織（平均値）	1,530
筋肉（平均値）	1,590
頭蓋骨	4,080

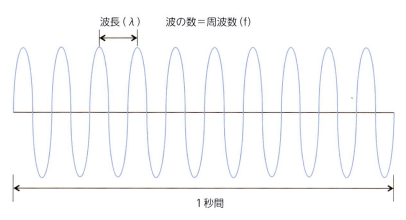

図1 ● 周波数と波長

　たとえば，生体の軟部組織の音速は約1,530m／秒であるため，波長は2MHzで約0.77mm，10MHzで約0.15mmとなる。また，周波数が高く波長が短い音波は音の広がりが少なく指向性が高いため，ピンポイントでの計測が可能となり，診断装置として利用する際の画質も向上する。しかしながら，音波の性質として周波数が高いほど減衰率が高くなるため，超音波は可聴音よりも減衰しやすく，比較的短い距離までしか届かない。

音波の反射

　音波は，均質な媒質中では直進するが，音速が異なる媒質の境界面に達すると一部はその境界面で反射し，残りは次の媒質中へ屈折して透過していく。生体は音響的性質が異なる組織で構成されているため，音波の性質を利用することで，超音波を当てると反射波（エコー）をそれぞれの組織に対して得ることができる。また，超音波はその波長よりも小さい微粒子に当たった際にあらゆる方向へ散乱する性質があり，この散乱波のうち，返ってくる超音波は検出す

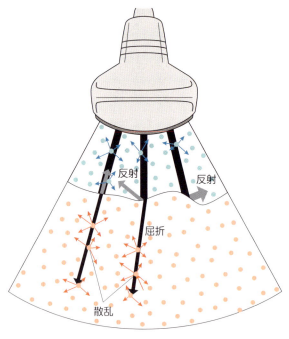

図2 ● 超音波診断装置の原理　　　　（文献1より作成）

ることができる。これらの原理を利用したのが超音波診断装置であり，組織や臓器の境界の評価は主に超音波の反射現象を利用し，組織や臓器の内部構造の評価は主に超音波の散乱現象を利用している（図2）。

超音波診断装置

　超音波診断装置の原理はレーダーと同じであり，魚群探知機や，非破壊検査で用いられる超音波探傷機の医学的応用と言える。超音波は生体を媒質として伝搬することができ，かつ超音波の強さが小さいと生体に対し侵襲がないことが医療用の診断装置として利用される大きな理由である。

　超音波の発生は，媒質となる生体の一部をその超音波と同じ周波数で振動させることで始まる。そうして発生させた超音波を，生体内を伝搬させ，対象となる組織や臓器で反射や散乱して返ってきた超音波を検出し，それを画像化することで診断装置として生体の評価が可能となる。超音波の発生（送信）と検出（受信）に用いられるトランスデューサーは，探触子（プローブ，プローベ）と呼ばれ，先端に振動子がついている。超音波診断装置には大きく分けて以下の方法が用いられている。

パルス反射法（図3）

Aモード

振動子が電気信号を超音波に変換し，パルス状の超音波（エコー）を生体内に向けて発射する。さらに，反射や散乱により返ってきたエコーを電気信号に変換して画像として描出する。これをAモード（amplitude mode）と呼ぶ。超音波の各種モードの中で最も基本的なモードである。このAモードは，一方の軸に反射波であるエコーの強さ（amplitude），もう一方の軸に時間軸が表示される。したがって，Aモードから得られる生体内情報は，各組織の反射強度（振幅）と，体表から各組織までおよび組織間の距離である。

Bモード

このAモードの信号をもとに，反射強度の強い超音波は明るく，弱いものは暗くするように明暗の強弱をつける輝度変調処理をしたものがBモード（brightness mode）である。このモードで探触子の複数の振動子からの超音波ビームを使用することにより，二次元の断層像を得ることができる。一般的にはこのBモードを超音波断層法と呼ぶ。

Mモード

また，探触子は固定し，反射位置の変化を連続的に表示するのがMモード（motion mode）であり，心臓のような運動する超音波エコー源からの距離の変化を時系列で表示するのに用いられる。

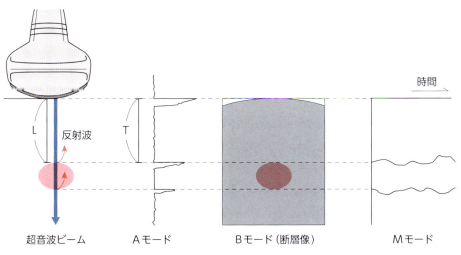

$$T = \frac{2L}{C}$$

T：時間　L：距離　C：生体内での音速

図3 ● パルス反射法の各モードの原理 （文献2より作成）

ドプラ法

　超音波の応用の1つで，パルス反射法と異なる使用法として，超音波ドプラ法がある。血流中の血球のように移動する反射体からの反射波は，ドプラ効果により，送信した周波数よりもわずかに血流速度に比例して，ずれた周波数として受信される。このドプラ周波数を検出することで，血流の方向と移動速度を測定することができる。ドプラ法には主に以下の3種類がある。

パルスドプラ法

　超音波の送信・受信を同一の振動子を用いて一方向に，間欠的に行う。パルス波を利用するため受信信号に時間情報が含まれ，Bモードと同様に位置情報を得ることができる。この方法では，超音波ビーム軸上の特定の部位（サンプリングボリューム）の血流速度を表示することができる。ただし，目的とする血管の血流速度が速いと，折り返し現象（最大検出速度を超えた場合，見かけ上，反対方向に血流が表示される現象）が生じるため，高速血流の測定には向かない。

連続波ドプラ法

　送信専用と受信専用の2つの振動子を用いて，連続的に超音波の送受信を行う。連続波を用いるため，受信信号に時間情報が含まれない。そのため，得られた波形がビーム軸上のどの部位からの反射によるものかを区別することができない。この方法では，超音波ビーム軸上のすべての血流速度のうち，最高血流速度が表示される。ただし記録速度に限界はなく，狭窄部や逆流，短絡血流などの高速血流の測定が可能である。

カラードプラ法

　もともとはパルスドプラ法の原理を用いて，検出した速度に対応する色をその領域に描出したものであったが，現在ではMTI（moving target indication）フィルターを用いて，検出されたドプラ信号から動きのない組織の信号成分をカットして血流成分のみを取り出し，その平均に相当する色で表す方法が用いられる。一般的には，探触子に近づくものを赤系統で，遠ざかるものを青系統で表示する。血流の速度については，速いほど明るく表示することにより視覚的に区別することができる。

文　献

1) 東　義孝：パワーアップ いまさら聞けない腹部エコーの基礎. 学研メディカル秀潤社, 2003.
2) 橋本健二郎, 鈴木　洋：超音波診断法の原理と基礎知識. 動物の循環器. 1984;17(17):2-12.
▶ 和賀井敏夫：超音波診断―音の利用―. 日本物理学会誌. 1977;32(2):125-38.
▶ 大槻茂雄：超音波で何が見えるか. 電氣學會雑誌. 1991;111(5):359-61.

総論

② 超音波内視鏡装置・機種

オリンパス

超音波観測装置

製品概要

　オリンパス株式会社では現在，表1に挙げる超音波観測装置を販売している。高精細画像を実現し，腫瘍や血流情報などの鮮明な画像描出をサポートした。超音波の送受信処理を高精度化することで，従来品（EU-ME1）よりも高精細な画像を実現している。

　また，コンパクトサイズでありながら，従来品にはなかった多彩な機能を搭載した。THEモード[*1]を使用することでノイズを画像信号処理で除去し，より鮮明な画像を得ることが期待できる。

　さらに，超音波を用いて組織の硬さを画像化するELSTモード[*1]を新たに搭載した。これは，病変の良悪性などの判断の一助となる可能性がある。

　その他，血流の速さや流量等，血流の詳細情報を表示するPWDモード[*2]や，微細血管も描出可能なH-FLOWモード[*2]なども搭載している。詳細な血流情報を得ることで，超音波画像下で穿刺を行う場合でも，血管を避けてより安全な手技をサポートし，診断精度の向上に貢献する。

[*1]：EU-ME2 PREMIER PLUSに搭載
[*2]：EU-ME2, EU-ME2 PREMIER PLUSの両製品に搭載

　本製品は，当社製内視鏡システムの専用のカートに搭載でき，同社製内視鏡システムと組み合わせて使用が可能である（図1）。共通のキーボードを使用して，内視鏡検査から超音波内視鏡画像診断まで行うことができ，優れた操作性で検査の効率性を高めている。また，プローブ駆動ユニット（MAJ-1720）との接続により，超音波プローブの使用も可能となっている。

表1 ● 超音波観測装置

販売名	発売日	医療機器認証番号
EVIS EUS 内視鏡用超音波観測装置 OLYMPUS EU-ME2 PREMIER PLUS	2013年12月	225ABBZX00107000
EVIS EUS 内視鏡用超音波観測装置 OLYMPUS EU-ME2		225ABBZX00108000

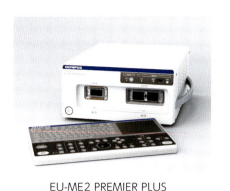
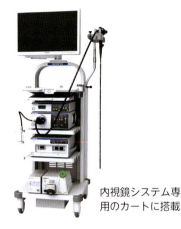

EU-ME2 PREMIER PLUS

内視鏡システム専用のカートに搭載

図1 ● EVIS EUS内視鏡用超音波観測装置

主な製品特徴

THE (Tissue Harmonic Echo) モード

　超音波を生体内に送信すると，超音波信号は歪み，基本波と高調波に分かれてしまう。本モードはこの高調波成分を利用して映像化する技術であり，観察の妨げとなるアーチファクトを低減させることができる。THE-P（深達度優先モード，近点～遠点を観察する設定）と，THE-R（分解能優先モード，近点を観察する設定，の2つのモードがある。

CH-EUS (Contrast Harmonic Echo) モード

　超音波造影剤を静脈注射し，超音波を造影剤に送信すると，造影剤が共鳴し，高調波が発生する。この高調波を使って画像化することで，フローモードでは検出できない微細な血流を観察することが可能となる。検査後，TIC解析機能を用いて造影剤の輝度解析をすることも可能である。

ELST〔Elastgraphy（エラストグラフィ）〕モード

　組織の弾性，硬度の違いを超音波で検出し，リアルタイムに表示する機能である。拍動によって生じる生体組織内部のひずみ量を検出し，対象領域（region of interest：ROI）内の相対的な硬さを画面上でカラー表示する。ROI内の平均的な硬さに対して，平均であれば緑，硬ければ青，軟らかければ赤で表示される。Strain Ratio計測機能により，2領域間の硬さを比較することも可能である。

PW (Pulse Wave Doppler) モード

　Bモード画像のサンプルボリューム（SV）を合わせた位置の血管の流速を測ることができる機能である。超音波内視鏡検査における動脈と静脈の鑑別に貢献する。

ラジアル型スコープ

主な製品特長：GF-UE260-AL5（図2）

　小型の超音波振動子の開発により，世界で初めて360°の電子ラジアル走査が可能な超音波内視鏡を実現した．360°の広範囲な観察により，診断性能の向上をサポートする．

　また，血流状態を色で表示するドプラ機能を搭載した．超音波画像下に血流の速度と方向を色で表示することができるため，血管やリンパ節の識別や臓器の位置関係の判別が行いやすくなる．

　電子走査化によりフレームレートを格段に引き上げることで，動きの速い臓器の画像も抽出可能である．

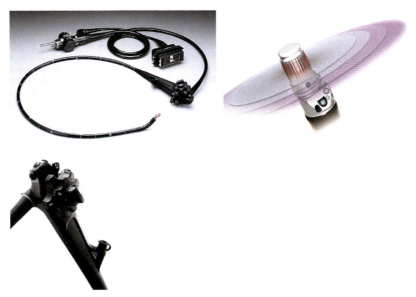

図2 ● ラジアル型超音波ガストロビデオスコープGF-UE260-AL5
世界で初めて360°の電子ラジアル走査を可能にした

コンベックス型スコープ

主な製品特長：GF-UCT260（図3）

　新開発の高感度コンベックス型探触子を採用し，超音波性能を向上させた。解像度と感度の向上による高画質の超音波画像が，観察から処置までをサポートする。

　処置具のよりスムーズな挿通をめざし，チャンネルの構造を改良した。また，新構造の鉗子起上台を採用することにより，穿刺の際に穿刺針の揺れを防げる構造となっている。

　着脱可能な超音波ケーブル（MAJ-2056）を採用することにより，洗浄消毒装置への収納など，検査終了後の取扱いが簡便に行えるようになった。

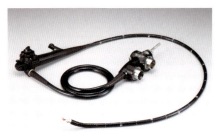
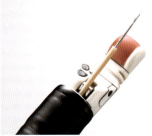
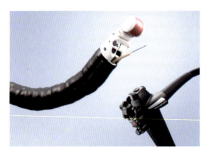

図3 ● コンベックス型スコープGF-UCT260
穿刺針の揺れを防ぐため，鉗子起上台を採用している。操作部の基本的な形状は同じだが，GF-UCT260では鉗子レバー，洗浄チューブ取り付け口金がある

主な製品特長：TGF-UC260J（図4）

　小型超音波探触子の採用により，観察光学系の直視化を実現した．内視鏡処置を直視下で実施可能となり，Interventional EUSの多様なアプローチにも貢献する．

　処置用超音波内視鏡として幅広い対応が可能な，3.7mmの大チャンネル径を採用した．

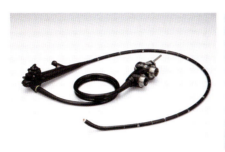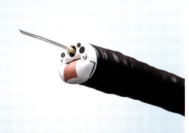

図4 ● コンベックス型スコープTGF-UC260J
小型超音波深触子を採用し，観察光学系の直視が可能となった

　直視系の新デザインにより，GF-UCT260と比較して先端硬質長の短縮を実現した（図5）．体内での操作性が向上し，咽頭・幽門においてもスムーズな挿入サポートが可能となった．

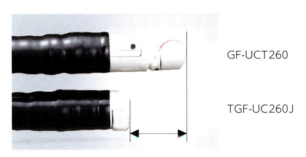

GF-UCT260

TGF-UC260J

図5 ● コンベックス型スコープ2機種の比較
TGF-UC260Jでは先端硬質長が短縮されている

◎

　各スコープの詳細な仕様については，表2に示した．

表2 ● スコープの仕様一覧

型番	GF-UE260-AL5	GF-UCT260	TGF-UC260J
走査方式	電子ラジアル	電子コンベックス	
視野方向	前方斜視55°	前方斜視55°	直視
視野角	100°	100°	120°
観察深度	3〜100mm		
先端部外径	13.8mm	14.6mm	14.6 mm
軟性部外径	11.8mm	12.6mm	12.6 mm
有効長	1,250mm	1,250mm	1,245mm
鉗子チャンネル径	2.2mm	3.7mm	3.7 mm
内視鏡画面上での処置具の見え方			
湾曲角	Up 130°，Down 90° Right 90°，Left 90°	Up 130°，Down 90° Right 90°，Left 90°	Up 180°，Down 90° Right 90°，Left 90°
副送水機能	なし	なし	あり
鉗子起上台	なし	あり	なし
超音波走査角	360°	180°	90°
周波数	5，6，7.5，10，12MHz		
組合せ可能な超音波観測装置	EU-ME2 PREMIER PLUS，EU-ME2，EU-ME1，または日立製作所製観測装置		
バルーン	あり	あり	なし
発売時期	2005年6月	2010年12月	2014年2月
医療機器認証番号	21700BZZ00101000	222ABBZX00067000	225ABBZX00069000

（オリンパス株式会社）

総論

② 超音波内視鏡装置・機種

富士フイルム

超音波観測装置

製品概要（表1）

　2007年3月，富士フイルム初の本格的超音波内視鏡となる，超音波観測装置SU-7000（図1）の販売を開始した。これは，内視鏡システムと超音波観測装置を1つのカートに収容可能なワンカートシステムを採用したものである。2010年10月には，超音波観測装置SU-8000（図2）を発売，よりコンパクトな高画質超音波画像を実現した。2015年6月には，現行最新機種である超音波観測装置SU-1（図3）を販売開始。新開発の画像処理MPUと画像技術により，さらなる高画質画像と高機能を実現した。

　SU-1では，EUSに特化した新開発画像処理MPUの搭載により，高度な超音波ビームを形成，膨大な送受信データの高速処理が可能となった。さらに，画像処理技術の開発，高感度超音波素子の搭載，画像ノイズの低減により，超音波内視鏡検査の基本であるBモード画質の大幅な向上を実現した（図4）。また，超音波内視鏡検査のあらゆる状況に対応し，検査・診断をサポートする様々なモードを搭載した。

表1 ● 汎用超音波画像診断装置

販売名	発売日	医療機器認証番号
超音波観測装置SU-1	2015年6月	226AABZX00067000
超音波観測装置SU-8000	2010年10月	222AABZX00133000
超音波観測装置SU-7000	2007年3月	220AABZX00189000

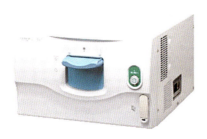

図1 ● 超音波観測装置SU-7000

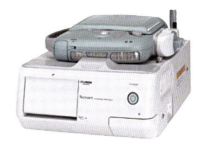

図2 ● 超音波観測装置SU-8000

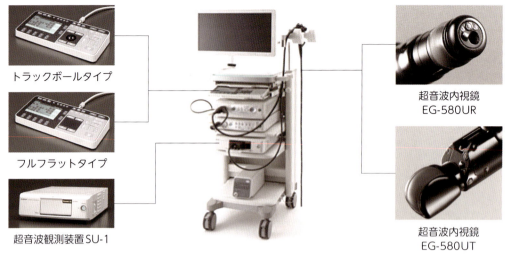

図3 ● カート搭載時の超音波内視鏡システム

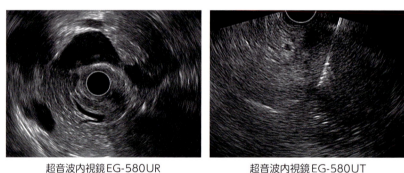

図4 ● 大きく向上したBモード画質

主な製品特徴

THI (Tissue Harmonic Imaging) モード

生体からの反射波の高調波成分を利用して画像を構成するモード。Bモードに比べて分解能向上，アーチファクト低減が期待できる(図5)。

CHI (Contrast Harmonic Imaging) モード

超音波造影剤から反射された超音波高調波信号を選択的に表示し，受信信号波強度を増幅し画像化するモード(図6)。

Elastography (エラストグラフィ) モード

超音波を用いて体内組織の硬さ分布をカラー映像で表示することで，相対的な組織硬さ情報を画像化するモード(図7)。

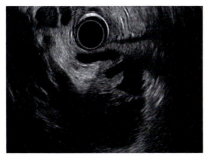

図5 ● Tissue Harmonic Imaging

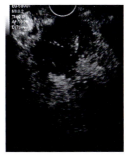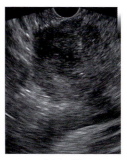

Contrast Harmonic Imaging　　　　Bモード

図6 ● Contrast Harmonic ImagingとBモードの比較

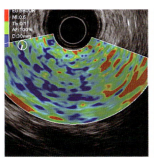

Elastography　　　　Bモード

図7 ● ElastographyとBモードの比較

ラジアル型スコープ

主な製品特長：超音波内視鏡EG-580UR

　　　　独自開発の画像センサ"スーパーCCDハニカム"を搭載し，高解像度，低ノイズ画像を実現している（図8）。

　　　鉗子口径2.8mmで，上部検査で使用する通常デバイスが使用可能であり，吸引力が向上している。Upアングル190°を実現，先端硬性長も短縮さ

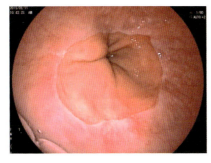

図8 ● 高画質化した内視鏡画像：超音波内視鏡EG-580UR

れ，優れた湾曲・運動性能を持つ（図9）。また，直視を採用し，先端部は径11.4mm，丸みのある形状で挿入性が向上している（図10）。

ユーザビリティを追求した握りやすくスムーズに扱える操作部で，臨床における術者のストレスを軽減している（EG-580UR，EG-580UT共通：図11）。

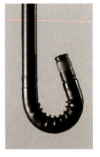 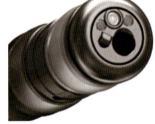 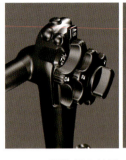 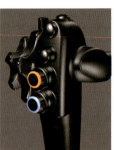

図9 ● フルUp時　　図10 ● 先端R形状　　図11 ● 操作部の外観

コンベックス型スコープ

主な製品特長：超音波内視鏡EG-580UT

EG-580UR同様，スーパーCCDハニカムを搭載。さらに，EG-580UTでは通常内視鏡に近い視野角のほか，先端振動子が画面上で確認ができるようにレイアウトされ，挿入時の視認性が向上している（図12）。

鉗子起立角度最大に起立レバーのクリック感があり，起立最大時の起立レバー保持をアシストする（図13）。これにより，手技中の親指への負担を軽減し，処置中に必要な柔軟かつ繊細な内視鏡操作と，安定した穿刺軌道をサポートする。

様々なターゲット部位に対して幅広い穿刺幅を確保することで，穿刺能力の向上を実現した（図14）。

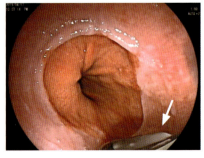 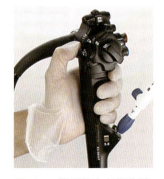

図12 ● 高画質化した内視鏡画像：超音波内視鏡EG-580UT

図13 ● 鉗子起立台操作時

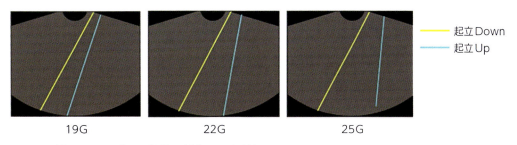

図14 ● 様々なターゲット部位に対応する穿刺幅

◎

各スコープの詳細な仕様については，表2に示した。

表2 ● スコープの仕様一覧

	販売名	超音波内視鏡EG-580UR	超音波内視鏡EG-580UT
超音波機能	走査方式	ラジアル	コンベックス
	走査角	360°	150°
	走査モード	B, M, カラードプラ, パワードプラ, パルスドプラ, THI, CHI, Elastography	
	周波数	5, 7.5, 10, 12 MHz (Bモード)	
	接続装置	SU-1	
	バルーン	あり	
内視鏡機能	視野角	140°	
	視野方向	直視0°	斜視40°
	観察深度	3〜100mm	
	先端部外径	φ11.4	13.9mm
	軟性部外径	φ11.5	12.4mm
	有効長	1,250mm	
	鉗子チャンネル径	φ2.8	φ3.8
	湾曲角	Up 190°, Down 90°	Up 150°, Down 150°
		Right 100°, Left 100°	Right 120°, Left 120°
	副送水機能	なし	
その他	鉗子起上台	なし	あり
	穿刺ガイド	なし	あり
発売時期		2015年6月	2015年6月
医療機器認証番号 (超音波軟性胃十二指腸鏡)		226AABZX00141000	226AABZX00177000

（富士フイルム株式会社）

> 総論

② 超音波内視鏡装置・機種

HOYAペンタックス

　超音波内視鏡は先進的なケアを可能にするイメージングテクノロジーであり，近年では観察のみならず，治療にも幅広く用いられるようになってきている。PENTAX Medicalでは，高品質な超音波画像と内視鏡画像のコンビネーションによる最適な病巣検出，ステージングおよび処置に至るまで，目的に応じて対応できる3種類の超音波内視鏡を製品化している（図1，図2）。

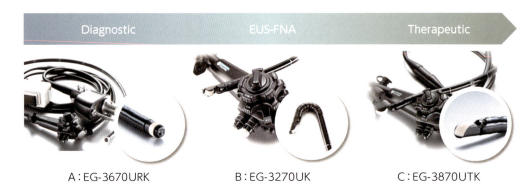

A：EG-3670URK　　B：EG-3270UK　　C：EG-3870UTK

図1 ● 3種類の超音波内視鏡

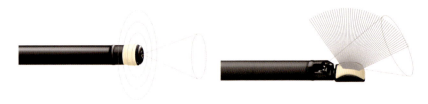

ラジアル型　　　　コンベックス型

図2 ● スコープの走査角・視野角

ラジアル型スコープ

主な製品特長：EG-3670URK

　ラジアル型超音波内視鏡EG-3670URKは，径2.4mmの鉗子チャンネル，走査角360°を持つ直視型の超音波内視鏡である。通常スコープと同様の操作

が可能であり，上部消化管領域における観察およびステージングに適したスコープである（図1A）。

コンベックス型スコープ（図3，図4）

主な製品特長：EG-3870UTK

　　　治療用として幅広く対応できるよう開発されたのがコンベックス型超音波内視鏡EG-3870UTKである（図1C）。3.8mmの大口径鉗子チャンネルを持つことで様々なデバイスに対応可能となっており，精細な超音波画像と容易な処置具操作性により，安全なInterventional EUSの実施をサポートしている。

主な製品特長：EG-3270UK

　　　従来のコンベックス型内視鏡から，診断用ルーチンスコープとしてより挿入しやすく，かつ操作しやすいスコープをコンセプトに開発されたのがEG-3270UKである（図1B）。先端外径，挿入部外径をそれぞれ縮小し，さらに，超音波探触子を小型化することで先端硬性部長を短縮させスコープの細径化を実現した。スコープを細径化しながらも，鉗子チャンネル径は2.8mmを確保し，EUS-FNAにも対応可能なスペックである。また，小型化を実現しながらも内視鏡画像の高画素化，および小型探触子による高性能な超音波画像を実現させ，従来の治療用コンベックス型に引けを取らない性能を実現した。

◎

　　　日立製作所製の超音波診断装置との接続により実現される高画質な超音波画像は，通常の超音波画像に加えてエラストグラフィ（Elastgraphy）やダイナミックコントラストハーモニックイメージ（Contrast enhancement）など，優れた品質と革新的なイメージモダリティを提供している（図5，図6）。精細

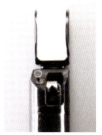 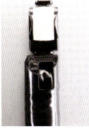

EG-3870UTK　　　EG-3870UK

図3 ● スコープ先端部の比較

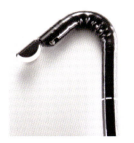 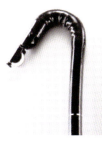

EG-3870UTK　　　EG-3870UK

図4 ● スコープ先端部のアングルの比較

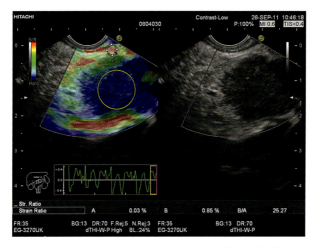

図5 ● Pancreatic adenocarcinoma, EG-3270UK
Courtesy of Dr. Marc Giovannini, Paoli Calmettes Institut Marseille, France.

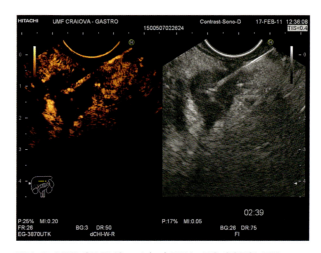

図6 ● ADK CE-EUS guided FNA, EG-3870UTK
Courtesy of Prof. Adrian Săftoiu, University of Medicine and Pharmacy Craiova, Romania.

な超音波画像，およびこれらのイメージモダリティは，超音波内視鏡による診断，EUS-FNA，およびInterventional EUSを実現するための重要な役割を担い，より安全な手技の実施をサポートしている。

◎

各スコープの詳細な仕様については，表1に示した。

表1 ● スコープの仕様一覧

販売名	EG-3670URK	EG-3270UK	EG-3870UTK
走査方式	ラジアル	コンベックス	
視野方向	直視	前方斜視50°	前方斜視45°
視野角	140°	120°	
観察深度	4〜100mm	5〜100mm	
先端部外径	12.0mm	12.0mm	14.3mm
軟性部外径	12.1mm	10.8mm	12.8mm
有効長	1,250mm		
副送水機能	なし		
バルーン	あり		
鉗子起上台	なし	あり	あり
鉗子チャンネル径	2.4mm	2.8mm	3.8mm
湾曲角	Up 130°，Down 60°	Up 130°，Down 130°	Up 130°，Down 130°
	Right 60°，Left 60°	Right 120°，Left 120°	Right 120°，Left 120°
超音波走査角	360°	120°	120°
周波数	5〜10MHz switchable		
組み合わせ可能な超音波観測装置*	ARIETTA 70，HI VISION：Preirus／Avius／Ascendus，Noblus		
発売時期	2006年	2012年	2006年
医療機器認証番号	220ABBZX00130000	223AGBZX00256000	220ABBZX00129000

＊：いずれも日立製作所製

（HOYA株式会社）

総論

③ スコープ別の準備・適応・基本走査

ラジアル型スコープ

後藤 修

　ラジアル型スコープによる観察は，専用機を用いたEUSの基本であり，必ず取得しておきたい内視鏡手技の1つと言える．得られる画像は解剖学的にも理解しやすく，スコープの操作性も比較的良いことから，専用機の導入としては最適と考えられる．一方で，前方斜視鏡の場合は挿入時に注意が必要であり，病変のターゲッティングも含めてある程度の慣れが必要である．十分な鎮静のもと，脱気水充満法（浸水法）やバルーン（圧迫）法を適宜用いながら鮮明な画像が得られるよう努める．各観察ポイントを把握し，所見を漏れなく記載した上で想定される診断を行う．

　なお，ここでは，適応疾患の多い上部EUSにおける走査を概説した．

ラジアル型スコープとは

　専用機として国内で最も普及しているのは，内視鏡先端に円筒形のエコープローブを有するラジアル型スコープであろう．内視鏡先端を中心とする同心円状に周囲臓器が描出されるこのEUSは，観察用スコープとして汎用性が高く，初級者でも比較的操作しやすいのが特徴である．また，管腔に対して短軸方向の断面像が得られるため，CT画像のような感覚で描出された臓器の位置関係が直感的に理解しやすい．海外ではコンベックス型もしくはリニア型のスコープのほうが一般的であるものの，画像上細径プローブとの近似性が高いこともあり，専用機の中では最も導入が容易であると思われる．

　ラジアル型EUSは，機械式（メカニカルラジアル型）と電子走査式（電子ラジアル型）の2種類に分類される．前者は内視鏡先端に360°回転するエコープローブが搭載されており，一定の速度でプローブが回転することで周囲の臓器が走査される．一方，後者は同時に全方向性に周囲が描出され，かつカラードプラモードやエラストグラフィも使用可能である．機械式に比べて得られる画像がきわめて鮮明であるため，現在では電子走査式が一般的に普及している．

　代表的なラジアル型電子走査式EUSについては**P7〜20，総論：②超音波内視鏡装置・機種**の項目をそれぞれ参照されたい．

適 応

　前述のように，ラジアル型スコープは360°の走査が可能であるため，得られる画像はスコープの短軸断面を中心とした円形の断層像となる。スコープが届く部位にあるすべての病変が適応となるが，専用機の周波数はそれほど高くないため，管腔表層の病変は不鮮明になる。したがって，上皮性腫瘍の深達度診断やきわめて小さい病変などの描出には不向きであり，1cmを超えるような粘膜下腫瘍や壁外病変が良い適応となる[1)~4)]。

準 備

　上部EUSにおいては，通常の内視鏡検査と同様，十分なインフォームドコンセントの上，消泡剤およびキシロカインによる咽頭麻酔を行い，左側臥位とする。ただし，通常スコープと異なり径が太く先端硬性部が長いため，無鎮静では安全で落ち着いた検査が行えないことから，静脈麻酔による鎮静下での観察が望ましいと思われる。当院では，ブスコパン20mgに加えペチジン35mgとフルニトラゼパム0.2mgを用いて鎮静を行い，状況に応じて適宜追加しながら検査を行っている。

　下部EUSにおいては，スコープ操作性の観点から深部大腸病変の観察には不向きであるため，直腸病変が主な対象となる。前処置は通常の下部消化管内視鏡検査に準ずる。

　EUSにおいては，超音波伝達媒体として水を上手く利用するのがきれいな画像を得るコツの1つであると言える。管腔内にある空気を十分に吸引し，プローブを被写体に密着させることで病変の描出が可能となるが，プローブと病変との間に水を介在させることで病変表層も含めた鮮明な画像が得られる（図1A，B）。

　検査前に水（脱気水が望ましい）を十分量用意する。また，スコープ先端のプローブには専用のバルーンを取り付けることが可能である。このバルーンに内視鏡レンズ洗浄用の送水機能を用いて水を封入することで，より鮮明な画像が得られる（バルーン法）。特に，消化管襞に埋もれてしまうような部位を精査する際にはより有用である（図1C）。

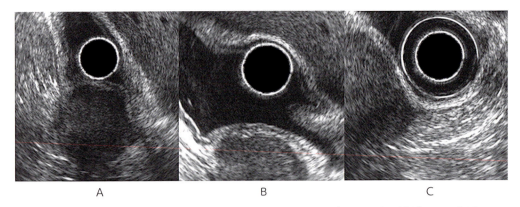

図1 ● ラジアル型スコープを用いた脱気水充満法（浸水法）とバルーン（圧迫）法による観察
A：プローブを近接させ病変を描出する
B：水を貯留させることでプローブと病変との間に距離が生じ，表層を含めた病変全体が鮮明に観察できる
C：バルーンで病変周囲を静かに圧迫することで，層構造との連続性がより明瞭に描出される

挿　入

　十分に鎮静がかかっているのを確認したのち，頸部を前屈させ下顎を上方に少し持ち上げて，挿入ルートをなるべく直線化させる。直視鏡であれば通常の内視鏡と同様の画像が展開されるが，前方斜視鏡の場合は十分な視野が得られない。その場合，内視鏡画像を頼りに挿入しようとすると，先端部が反り返ることになりスムーズな挿入ができない上，口腔～喉頭内に思わぬ損傷をきたす恐れがある。

　口腔内に挿入後（図2A），喉頭までの挿入ルートのカーブにスコープのUpアングルの動きを同期させるように，咽頭後壁に沿わせる形で静かにスコープを進める。明らかな抵抗がなければ，やがて喉頭蓋が近接して見えてくる（図2B）。Upアングルを徐々に解除しつつ直進させ，声門が前方に見えたところで左披裂軟骨を視野の下方にとらえるようにスコープ先端を左梨状陥凹に進め（図2C，D），最後に少しずつ（右トルクではなく）右アングルをかけながらスコープを愛護的に押し込む。抵抗がなくなり，食道入口部の柵状血管が近接して観察できれば正しい位置に挿入されたことになる。

　食道胃接合部は，わずかにUpアングルをかけながらゆっくりと左トルクをかけることでスムーズに越えることができる。粘膜が扁平上皮から円柱上皮に変わることで，胃に挿入されたことが容易にわかる。胃に挿入された後は小弯側を画面の12時方向に位置させ，胃液を吸引しつつ最小限の送気で前庭部まで進める。十二指腸への挿入の際は，一度Downアングルで幽門を確認した後，アングルを解除して幽門上部を画面下部に位置させることで球部に進めること

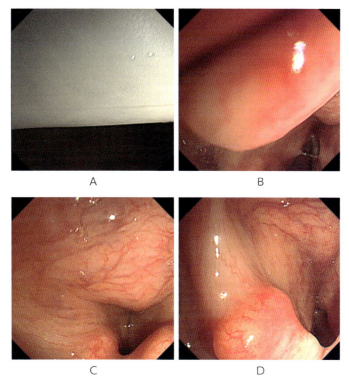

図2 ● 前方斜視鏡の挿入
A：経口挿入時。画面の上半分にマウスピースの下部が見えるようにまっすぐ挿入する
B：咽頭後壁を沿わせていくと，やがて喉頭蓋の一部が近接して見えてくる
C：画面奥に声門を確認しつつ左披裂軟骨下部にスコープ先端を進める
D：左梨状陥凹に到達させてから，わずかに右アングルをかけてスコープ先端を食道に挿入する

ができる．下行部への挿入はさらに愛護的に，管腔の走行に沿って右アングル＋Upアングルを適宜使用し，スコープを引いて直線化しつつ先端を進める．

基本走査

　白色光観察で病変を確認後（図3A），EUSモードに切り替える．周波数を低めに設定し，まずEUS画面上で病変をとらえることを優先させる．EUSスコープによる通常観察は観察用内視鏡と比べて操作性・解像度とも劣るため，事前に通常スコープで病変の位置を把握しておくことが望ましい．

　病変の位置を確認した後，最適な観察環境を整えていく．管腔内を十分に脱気し，消化管液を可及的に吸引する．病変周囲の空気が十分吸引できない場合や病変にプローブを密着させられない場合は，全体像が得られるまで鉗子孔より静かに送水する．病変が比較的小型で管腔表層に位置している場合は，周波数を徐々に上げていく．画像が暗い場合はエコー輝度を上げ，輪郭がぼやけて

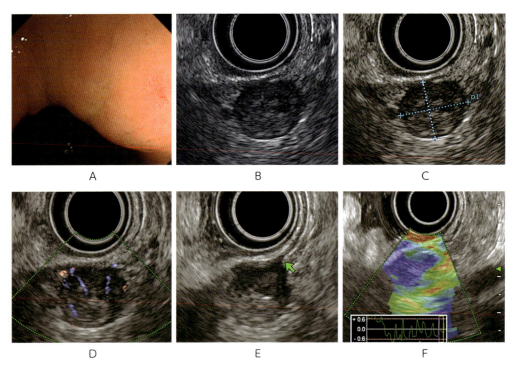

図3 ● ラジアル型スコープの観察
A：白色光で病変を画面上部にとらえる
B：形状，境界，内部エコー，発育形態をチェックする
C：病変の長径および短径を実測する
D：カラードプラモード。病変内部の血流を評価する
E：層構造との連続性を観察する（矢印）
F：エラストグラフィは鑑別診断の一助となる
〈本症例における検査記録の一例〉
所見：径14×11mm，球状で境界明瞭な低エコー腫瘤が第4層と連続して壁外主体に発育している。内部エコーは全体的に低エコーであるが，点状の低エコーを伴っており不均一である。血流は比較的豊富であり，病変は周囲組織より明らかに硬い
診断：固有筋層由来壁外発育型消化管間葉系腫瘍であり，消化管間質腫瘍（GIST）を第一に疑う

いる場合はコントラストやフォーカスの深度を調整する。

　病変が鮮明に描出されたのち，病変径（長径，短径），形状（球形，楕円形，八つ頭状など），病変境界（明瞭，不明瞭），内部エコー輝度（無エコー，低エコー，高エコーなど），内部エコーの分布や構造物（均一，不均一，石灰化，腺管構造など），主座，層構造との連続性，発育形態（腔内発育型，壁外発育型など）を観察する（図3B，C）。層構造との連続性を確認する際には周波数を上げ，画像を拡大し，拡張させた先端バルーンで病変周囲を圧迫するとより説得力のある画像が得られる（図3E）。

　さらに，カラードプラモードあるいはパワードプラモードを用いて病変内部の血流を評価する（図3D）。エラストグラフィは病変の相対的な硬度が評価できるため，鑑別診断に有用なことがある（図3F）。

観察終了後，管腔内の空気と貯留させた水を可及的に吸引し，先端バルーンが虚脱していることを確認しスコープを静かに抜去する．上記の観察項目を記述し，それらの所見から想起される診断を記載する．

◎

　EUSは，通常の内視鏡では観察しえない，粘膜の"向こう側"を見ることのできる最も簡便なモダリティであり，ラジアル型スコープはその導入としてきわめて基本的かつ有用な手段であろう．消化管内視鏡医として是非とも習得しておきたい手技の1つである．

文　献

1)　Ponsaing LG, Kiss K, Loft A, et al:Diagnostic procedures for submucosal tumors in the gastrointestinal tract. World J Gastroenterol. 2007;13(24):3301-10.

2)　Oztas E, Oguz D, Kurt M, et al:Endosonographic evaluation of patients with suspected extraluminal compression or subepithelial lesions during upper gastrointestinal endoscopy. Eur J Gatroenterol Hepatol. 2011;23(7):586-92.

3)　Rösch T, Kapfer B, Will U, et al:Accuracy of endoscopic ultrasonography in upper gastrointestinal submucosal lesions: a prospective multicenter study. Scand J Gastroenterol. 2002;37(7):856-62.

4)　Goto O, Kambe H, Niimi K, et al:Discrepancy in diagnosis of gastric submucosal tumor among esophagogastroduodenoscopy, CT, and endoscopic ultrasonography: a retrospective analysis of 93 consecutive cases. Abdom Imaging. 2012;37(6):1074-8.

総論

③ スコープ別の準備・適応・基本走査

コンベックス型スコープ

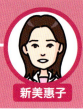
新美恵子

　消化管領域のEUSでは，病変の観察においては主にラジアル型スコープや細径プローブを用いることが多いため，コンベックス型スコープは主に超音波内視鏡下穿刺吸引針生検（endoscopic ultrasound-guided fine needle aspiration：EUS-FNA）を行う際に用いられる。

コンベックス型スコープとは

　コンベックス型スコープは，ラジアル型スコープと同様に内視鏡と超音波プローブが一体となったEUS専用機の1つであり，スコープ先端に超音波探触子が組み込まれている斜視型内視鏡である。探触子がスコープ先端に組み込まれているため，先端硬性部が長く，さらに，前方斜視鏡である点が通常の直視型内視鏡と大きく異なる。

　走査画像は，ラジアルでは内視鏡軸に垂直な超音波画像が得られるのに対し，コンベックスでは内視鏡軸に平行な90〜180°の超音波画像となるため，内視鏡軸を時計方向・反時計方向に回転しながら，オリエンテーションをつけていく必要がある（図1）。また，血流の動きをとらえるカラードプラが搭載されているため，脈管の有無を確認することができる。したがって，EUS-FNA時には病変内の血流評価や周囲の血管走行も把握でき，出血などの偶発症予防に有効である。

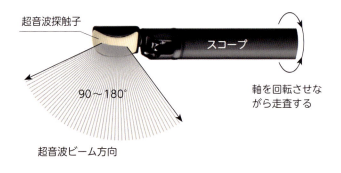

図1 ● コンベックス型スコープ走査方式

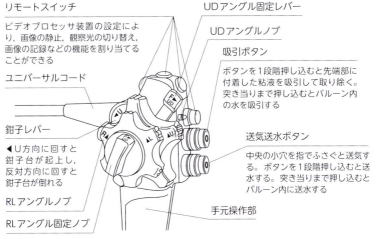

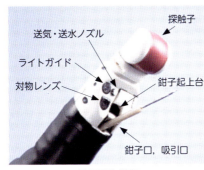

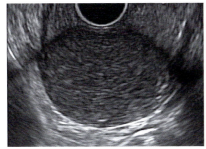
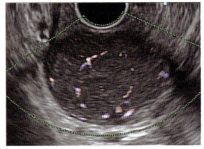

図2 ● コンベックス型スコープ

　最近では，先端硬性部が短縮し，視認性や操作性がより向上した直視型のコンベックスも登場しており，スコープの選択も広がってきている(図2)。

適応

　消化管領域におけるEUSの役割は，病変の深達度やリンパ節診断，粘膜下腫瘍の質的診断，壁外性圧排との鑑別などである．具体的には，消化管悪性腫瘍の深達度診断，リンパ節転移の診断，粘膜下腫瘍の鑑別診断，食道胃静脈瘤

の治療法の選択や再発予測および治療効果の判定，縦隔疾患や腹腔内腫瘍などの診断である[1)2)]。

病変の大きさや部位に応じて，専用機と細径プローブを適宜使い分ける必要がある。厚さが10mm以上の病変では，細径プローブを用いると減衰のために深部の描出が不十分になることが多く，ラジアルやコンベックスなどの専用機の使用が望ましい。専用機における診断においてはラジアルが主流となるため，コンベックスはEUS-FNAを行う際に使用することが多い。したがって，EUS-FNAの適応となるような病変がコンベックスの適応となる。

準 備

通常の内視鏡検査と同様であり，検査当日は禁飲食とする。通常の内視鏡検査と比較し，スコープ径が太く，検査時間を要するため，一般的には鎮静薬を使用して行う。そのため，事前に静脈ラインを確保しておくことが望ましい。当院では，ミダゾラムとペンタゾシンを使用している。また，脱気水充満法(浸水法)にて検査を行う場合には，脱気水および脱気水自動注入装置が必要となる(図3)。

バルーン(圧迫)法にて検査を行う場合は，超音波探触子にバルーンをかぶせた後，バルーン内に水を注入しバルーンの破損がないこと，バルーン内に気泡が入っていないことを確認しておく必要があるが(図4)，実際にEUS-FNA時にバルーンを使用することは少ない。

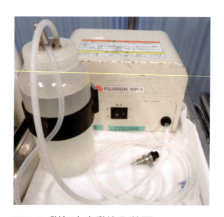

図3 ● 脱気水自動注入装置

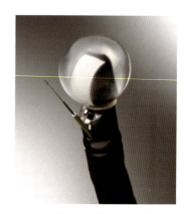

図4 ● バルーン注入時の先端部

挿 入

コンベックスは通常の内視鏡スコープと比較し，先端硬性部が長く，Upア

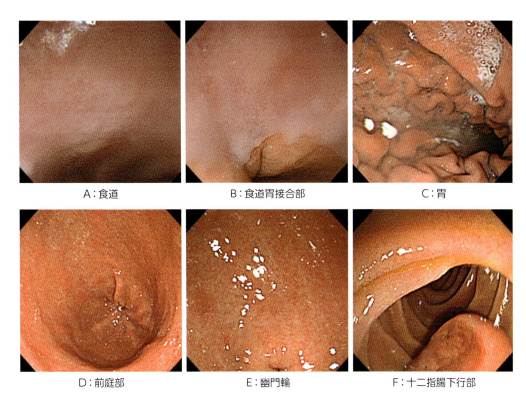

A：食道　　　B：食道胃接合部　　　C：胃
D：前庭部　　E：幽門輪　　　　　　F：十二指腸下行部

図5 ● スコープ挿入時の観察（内視鏡）

http://www.
jmedj.co.jp/
book/eus/3-
2/

ングルの限界点が異なり，また斜視型のため先端が内視鏡視野に見えないなどの特徴が挙げられる。したがって，多少操作性が劣るため，内視鏡の挿入やスコープ操作においては十分に注意を払う必要がある。

　基本的には，内視鏡的逆行性胆道膵管造影（endoscopic retrograde cholangiopancreatography：ERCP）時のスコープ挿入と同様である。スコープ先端が咽頭にあたる手前で，Upアングルをかけ，スコープを咽頭へと進める。咽頭付近に達したら，Upアングルを解除すると，内視鏡下に喉頭蓋や声帯を確認できる。そのままスコープを進めると，自然に食道に挿入できる。直視下にないため，抵抗がある場合は決して無理はしない。食道に入ると，内視鏡画面上は食道側面を見ながら挿入する形になるが（図5A），柵状血管が見えてきたら，食道胃接合部近傍であることが確認でき（図5B），そのままスコープを進めると，胃内へ挿入できる（図5C）。胃体部から軽いUpアングルをかけると，前庭部に進んでいく（図5D）。スコープ先端が幽門輪に達したら（図5E），軽いDownアングルをかけながらスコープを進めると球部へ挿入できる。さらに，アングルを調整しながら押し込むと，下行部に挿入できる（図5F）。

基本走査

通常内視鏡画像で病変の位置を確認したのち，超音波画像にて病変を描出していく。超音波画像にて病変が描出できたら，通常内視鏡画像ではなく超音波画像に専念し走査する。ラジアルとコンベックスでは，同じEUSとはいえ似て非なるものであり，その走査法・描出法については基本を理解しておく必要がある。

コンベックスでは，スコープの軸回転が基本となる。時計軸に回転させると，探触子は被験者の右～背側方向へ向き，反時計方向では左～腹側方向へ向く。病変を見つけた後にスコープを大きく動かしてしまうと，病変を見失ってしまうため，スコープの捻りとアングル操作で微調整することがコツである。また，粘膜下腫瘍においては病変が逃げてしまうこともあるため，必要に応じて助手にスコープを固定してもらうとよい。

病変の描出方法

病変の描出法には，①振動子周囲に装着されたバルーン内に脱気水を充満し消化管壁に密着させて行うバルーン（圧迫）法，②消化管内を脱気水で満たして行う脱気水充満法（浸水法），③これらを併用する混合法，がある。

脱気水充満法で観察を行う場合には，脱気水が混濁していると良好な画像が得られないため，脱気水を注入する前に胃液や粘液を十分吸引したのち，再度脱気水を注入する。管腔内の空気や気泡も描出の妨げとなるため，可能な限り吸引し，脱気水に置換する。また，病変が脱気水に水没するように体位変換も併用する。バルーン法で観察を行う場合にも，胃内の空気や胃液を十分に吸引する必要がある。

胃においては，脱気水充満法またはバルーン法を併用する混合法で行う場合が多い。食道，十二指腸においては脱気水が貯留しにくいため，バルーン法で行う。なお，脱気水が管腔内に貯留しにくい場合は，2チャンネルスコープ，注水機構を有するスコープなどを用いて持続的に注水を行いながら描出する方法，ゼリーを管腔内に充填させる方法，ソフトバルーンを内視鏡へ装着する方法なども行われている。

偶発症

出血や穿孔が最も重篤な偶発症である。専用機は，先端硬性部が長く前方斜視のため，直視下でない挿入が主体になるので，下咽頭の損傷や十二指腸損傷を起こすことがある。特に，食道入口部の挿入や十二指腸下行部の挿入には注

意を要し，強い抵抗を感じたら無理な挿入は避ける。また，狭窄を有する病変が存在する場合には，出血，裂傷，穿孔を生じる可能性がある[1][2]。

　脱気水充満法で観察を行う場合は，脱気水を嘔吐し誤嚥をきたす危険性がある。体位を工夫する，脱気水の注入量を最小限にする，検査終了時には十分吸引するなどの注意が必要である。鎮静薬使用に関しては，呼吸循環抑制をきたす可能性があるため，検査中には必ずモニタリングを行い，必要に応じて拮抗薬を用いる。

文　献

1) 村田洋子，清水誠治，今村哲理：超音波内視鏡．消化器内視鏡ハンドブック．日本消化器内視鏡学会卒後教育委員会，編．日本メデイカルセンター，2012，p104-10.
2) 齋藤裕輔，芳野純治，有馬美和子：超音波内視鏡ガイドライン．消化器内視鏡ガイドライン（第3版）．日本消化器内視鏡学会卒後教育委員会，編．医学書院，2006，p157-69.

総論

③スコープ別の準備・適応・基本走査
細径プローブ

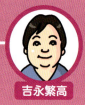
吉永繁高

動画

http://www.
jmedj.co.jp/
book/eus/3-
3_5-1/

　EUSは，超音波内視鏡専用機（ラジアル，コンベックス）と，通常の内視鏡を用いる細径プローブに大別できる。病巣の部位や，深さ，大きさによって使い分ける。

　準備から基本走査（食道）については，詳細を動画にまとめたので参照されたい。

細径プローブとは

　細径プローブとは，汎用内視鏡の鉗子孔を通して使えるサイズの超音波プローブである（図1）。専用機と違い，周波数は12MHzと下限があり，周波数の切り替えはできない。長所としては，汎用の消化管内視鏡を用いることができる，対象症例を直視下にスキャンすることができる，周波数が高いため空間分解能が高い，などがある。短所としては，周波数が高いため到達深度が浅い，周囲に空気があるとスキャンできない，などが挙げられる。

　過去には電子リニア式もあったが，現在はメカニカルラジアル式のみ使用可能である。また，30MHzのものも現在は販売されておらず，12〜20MHzの周波数帯のみである。2017年6月現在，オリンパス社，富士フイルム社より販売されている細径プローブのリストを表1，表2に示す。富士フイルム社

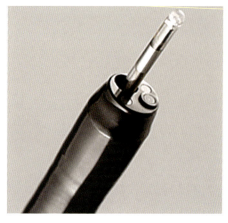

図1●細径プローブ
（富士フイルム社より提供）

表1 ● 富士フイルム社の細径プローブ

モデル名	有効長 (mm)	最大径 (mm)	周波数 (MHz)
P2220-12-	2,120	2.2	12
P2220-15-	2,120	2.2	15
P2220-20-	2,120	2.2	20
P2226-12-	2,120	2.7	12
P2226-15-	2,120	2.7	15
P2226-20-	2,120	2.7	20
P2726-12-	2,620	2.6	12
P2726-15-	2,620	2.6	15
P2726-20-	2,620	2.6	20

表2 ● オリンパス社の細径プローブ

モデル名	有効長 (mm)	最大径 (mm)	周波数 (MHz)
UM-2R	2,050	2.5	12
UM-3R	2,050	2.5	20
UM-BS20-26R[*1]	2,050	2.65	20
UM-DP12-25R[*2]	2,050	2.5	12
UM-DP20-25R[*2]	2,050	2.5	20

＊1：バルーンシース付き
＊2：3D-EUS

では，12MHz，15MHz，20MHzの3つの周波数のものがあり，内視鏡の長さ，鉗子孔の大きさなどにより3種類のモデルがある。それに対してオリンパス社は，12MHz，20MHzの2つの周波数のものがある。それぞれ1種類のモデルのみであるが，UM-DPシリーズは自動でプローブが後退することで3次元像を構築する3D-EUSが可能である。また，20MHzのみであるが，バルーンシース付きの細径プローブもラインナップされている。

適 応

細径プローブは，対象病変が直視下に観察可能で，かつ空間分解能が高いという特性上，消化管早期癌や小さな粘膜下腫瘍など，専用機では認識しにくく観察が困難な病変が良い適応である。特に，広い早期癌などでは，深達度が深そうな部分を狙ってスキャンすることが可能である。

周波数が小さいほど，超音波の到達深度が深いが分解能は低く，高いほど空間分解能が高いが到達深度が浅いので，病変の深さ，大きさなどにより周波数の使い分けが必要である。

準 備

　細径プローブを使用する際には，プローブ周囲を液体で充填する必要があるため，水などの液体が必要である。当院では，一度沸騰させ一晩以上静置しておいた脱気水を常温で使用している。図2Aはコップに溜めた水道水，図2Bは脱気水の中でスキャンしたものである。水道水には，このように小さな気泡がたくさん存在する。少しでも良い画像を撮るためには，脱気水を用意したほうがよい。また，検査時には大きめのカップに移して使用しているが，そのカップに注ぐ際も，（ビールを泡立てない要領で）カップを傾けて側壁に沿って泡立てないように優しく注ぐようにする。

　次に，細径プローブのチェックが必要である。細径プローブのシース内には水が充填されているが，超音波振動子の周囲に小さな気泡がみられることがある(図3A)。そのような状態では，画像も暗く乱れてしまう(図3B)。この状態を改善するために，プローブ先端より30cm(オリンパス社の取扱説明書では5cm)の所を持ち，プローブを下向きにして回し遠心力を用いて気泡を先端から除去する(図3C)。除去すると画像が改善する(図3D)。部位によっては，水を充填するために内視鏡先端にソフトバルーンを付けたり，水の代わりにエコーゼリーなどを用いたりするため，その準備が必要である。

　なお当院では，食道，十二指腸では副送水機能付きの内視鏡を用いているため，その準備も行う。

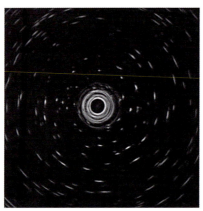

A：水道水内でのスキャン　　　　B：脱気水内でのスキャン

図2 ● 水道水と脱気水の比較

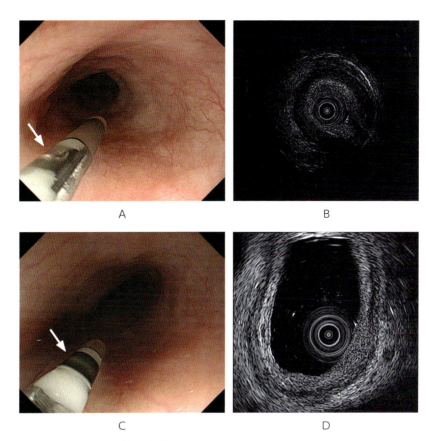

図3 ● 細径プローブ内の気泡
A：プローブ内に気泡を認める
B：気泡が入った状態での超音波画像
C：プローブ内の気泡はなくなっている
D：気泡除去後の超音波画像

基本走査

　病変まで内視鏡を挿入したら，病変および周囲をきれいに洗浄する。できるだけ空気を抜き，脱気水を管腔の壁に沿うように（カップに注いだ時と同じように）優しく泡を立てないように注入する。また，必要に応じて鎮痙薬を用いる。病変周囲に十分水が溜まったらスキャンを開始する。その際に注意すべきことは，病変に対し平行に当て，焦点が合う適度な距離でスキャンする，ということである。場合によっては，被験者に呼吸を止めてもらうことも重要である。曲がり角などで平行に当てにくい部位では，細径プローブの先端を壁に当てて固定し，プローブを反らすことでできるだけ病変と並行になるようにする（図4）。
　湾曲部を2箇所持つ特殊な内視鏡を使うことで，胃角部大弯の病変などに平行に当てることが可能になる場合がある。病変が襞の裏などにある時には，プ

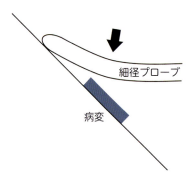

図4● 病変に対するプローブの当て方

ローブ自体で襞を押し下げたり，先端透明フードを付けたりする工夫が必要である．なお，メカニカルラジアル方式では画像の切れ目が存在するため，そこに病変を位置させないようにしなければならない．

注　意

　　水などの液体を溜めるという検査の特性上，上部消化管の精査時には誤嚥しないように注意しなければならない．当院では，上部消化管病変の精査の際にはできるだけペチジンなどの鎮痛薬のみで検査するようにしている．ミダゾラムなどの鎮静薬を使用する場合は，深鎮静にならないように留意する．

　内視鏡にアングルがかかった状態で細径プローブを出し入れすると，細径プローブが壊れてしまうことがある．当院では，細径プローブを挿入する時は内視鏡のアングルはかけていない状態である．先端まで挿入したのを確認してからアングルをかけるようにしている．

総論

④ 超音波内視鏡下穿刺吸引針生検 EUS-FNA

FNA穿刺針の種類と選択

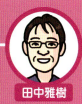
田中雅樹

　ここでは、2017年1月現在、国内で市販されている、超音波内視鏡下穿刺吸引針生検（EUS-FNA）用の穿刺針の種類と特徴について述べる。EUS-FNAを実施する医師は、それぞれの特性を理解し、使用法について習熟しておく必要がある。腫瘍の性状や存在部位に応じて適切な穿刺針を選択することが望ましいが、現実には複数の穿刺針を常備できる施設は限られている。そのため、これからEUS-FNAの手技を習得する医師は、汎用性の高い穿刺針で手技を習得することが望ましい。また、穿刺針は日々改良がなされており、知識を適宜updateしていくことも重要である。

FNA穿刺針の種類（表1）

穿刺針の形状

　FNAで用いる穿刺針は、組織採取方法により2種類に大別される。基本となる組織採取方法は、FNA（fine needle aspiration）の名が示す通り、対象となる腫瘍を穿刺した後に陰圧をかけて吸引し、腫瘍内で針を複数回往復させることにより、穿刺針内部に組織を引き込み採取する方法（吸引式）であり[1,2]現

表1 ● 国内で市販されている穿刺針（2017年1月現在）

販売会社	名称	特徴	針外径	適合鉗子チャンネル径
Cook Medical	EchoTip ProCore®	Core針	19, 20, 22, 25G	≧2mm or ≧3.7mm（20G）
	EchoTip® Ultra	標準的	19, 22, 25G	≧2mm
Olympus	EZ-Shot3 Plus	ナイチノール針	19, 22G	≧2.8mm
	EZ-Shot 2	標準的	19, 22, 25G	≧2.8mm
	PowerShot	自動穿刺	22G	≧2.8mm
Boston Scientific	Acquire™	特殊な先端形状	22G	≧2.4mm
	Expect™	ナイチノール針 コバルト・クロム針	19G 19, 22, 25G	≧2.4mm or 2.8mm（19G）
Medico's Hirata	SonoTip®	標準的	19, 22, 25G	≧2mm or 2.3mm（19G）
HaKKo	EUS Sonopsy CY®	標準的	21G	≧2.0mm

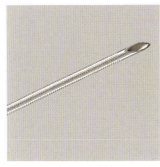 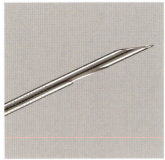 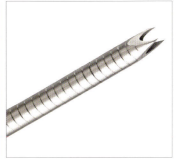

A：標準的な穿刺針　　　　　B：Core針　　　　　　C：特殊な先端形状の針
EchoTip®Ultra　　　　　EchoTip ProCore®　　　　　Acquire™

図1 ● 穿刺針の形状　　　　　　　　　　　　　　　　　　（各社ウェブサイトより転載）

在国内で市販されている穿刺針は，すべて吸引式である（図1）。

　これに対し，穿刺針の内筒部分に組織採取用の窪みを設けた専用の針（Trucut型穿刺針）を用いて，内筒と外筒とを挟み込むことで組織を採取するTrucut方式がある[3]。Trucut穿刺針での組織採取を，吸引式のFNAに対して，TNB（trucut needle biopsy）やTCB（trucut biopsy）と呼ぶことがある。この方法は1回の穿刺で採取できる組織が吸引針よりも大きく，易出血性の病変や，出血リスクの高い患者など，複数回の穿刺を避けたい場合に適しているとされていた。一方で，組織を挟み込んで採取する機構上，腫瘍径が一定以上必要であることや，針が太く，操作性が劣るなどの欠点も認められ，当初期待されていたほど広く普及するには至らず，現在国内での販売は中止されている。さらには，Core針（図1B）の登場により[4]，Trucut針の意義は薄れている。

　吸引針の機構自体は大きく変化していないが，組織採取量向上のための側溝作成（Core針：図1B），太くても操作性が悪化しにくい材質の選択（ナイチノール針），腫瘍への刺入性向上のための針先端形状の改良（図1C）など，製造各社が工夫を凝らして穿刺針の改良を図っている。現時点ではどの形状の針が最も優れているかについて一定のコンセンサスは得られていないが，今後も進化していくものと予想される。

穿刺針径（19～25G）

　現在，わが国では19～25Gの穿刺針が市販されており，最も汎用されているのは22G針である。理論上は径が太くなれば組織採取量も増加することが期待されるが，針が太くなれば，スコープのアングル操作や鉗子起立機構を使用する上での操作性は悪化し，腫瘍の存在部位によっては穿刺自体が困難となる場合もある。日常臨床での組織採取率や正診率については種々の報告があり，一定の見解は得られていないが，良悪性の鑑別という点においては差がな

いとする報告が多いこともあり[5]~[8]，近年は操作性を重視し，22Gよりも細径の針が選択される機会が増加している。

穿刺方法 (手動／自動)

現在市販されている穿刺針の多くは手動穿刺方式を採用しているが，バネ式の自動穿刺針も発売されている。消化管腫瘍は膵腫瘍と比較して可動性があることが多く，消化管間質腫瘍 (GIST) などの固い腫瘍では，うまく穿刺ができずに組織採取が困難となる場合がある。このような場合でも，自動穿刺針は一定の力による安定した穿刺が可能であり，手動穿刺で組織採取が困難と予想される場合には，有力な選択肢とされている[9]。

国内で市販されている唯一の自動穿刺針 (NA–11J–KB，オリンパスメディカルシステムズ) は，比較的長い歴史を持つ穿刺針であるが，使用できる針径が限られている点や，自動穿刺機構を持つ再使用可能製品 (針部は再使用禁止) であるため，機構が単純なディスポーザブル製品と比較し，機器の扱いがやや煩雑である。

穿刺針の使用法と選択

使用法

手動式の吸引式穿刺針を用いた手技の基本手順を示す (**表2**)。

穿刺時に注意すべき点としては，対象となる腫瘍とスコープのエコープローブの間に余分な空間を作らないことである。穿刺針を挿入する前までは明瞭に描出できていた腫瘍が，穿刺針の挿入により鉗子チャンネル内の空気が押し出され，不明瞭化することがある。余分な空気は吸引し，穿刺の際に明瞭な画像が得られるよう注意する。また，消化管腫瘍は膵腫瘍と比べて対象となる腫瘍

表2 ● EUS-FNA手技の基本手順

① 対象となる腫瘍を描出し，穿刺に適したポジションを確保する
② 機器の不具合がないことを確認した後に，穿刺針をスコープに挿入・装着する
③ 穿刺針挿入後に空気を抜き，再度腫瘍を明瞭に描出する
④ 穿刺針を消化管壁 (または対象となる腫瘍) に押し当てて，針先を確認する
⑤ 穿刺経路の血管を確認し，腫瘍径を測定した後，針の挿入長を設定する
⑥ 穿刺前にスタイレットを5mm程度抜き，一気に穿刺する
⑦ 消化管組織の混入を避ける目的でスタイレットを再度挿入した後，抜去する
⑧ 陰圧をかけたシリンジを穿刺針に装着する
⑨ 針を腫瘍内で複数回 (約10〜20回) 前後させる
⑩ 陰圧を解除した後，穿刺針を抜去する

が消化管壁とともに移動してしまう場合があるため，できるだけ安定させるべく，スコープの位置を調整する必要がある。

選　択

　　穿刺針の選択は，対象となる腫瘍の性状や使用するスコープでの操作性などを考慮し，状況に応じて適切な穿刺針を使い分けることが理想であるが，複数の穿刺針を常備できる施設は限られており，多くの施設では汎用性の高い穿刺針を1～2種類選択することになると思われる。

　　筆者らはEUS–FNA手技導入当初，膵腫瘍に対して22Gの手動吸引針を，消化管腫瘍に対しては自動穿刺針を用いていた。しかし，正診率および組織採取率に有意差が認められなかったこと，準備が簡便かつディスポーザブルであることから，標準的な手技に習熟した後は汎用性の高い22G手動吸引針を主に使用している。近年ではCore針も導入しているが，穿刺針の形状や性質に関しては製造メーカーごとに特徴があり，今後も進化し続けることが予想される。各穿刺針の特徴を知り，自分に適した穿刺針を見つけることが重要である。

文　献

1) Vilmann P, Hancke S, Henriksen FW, et al:Endosonographically-guided fine needle aspiration biopsy of malignant lesions in the upper gastrointestinal tract. Endoscopy. 1993;25(8):523-7.

2) Chang KJ, Katz KD, Durbin TE, et al:Endoscopic ultrasound-guided fine-needle aspiration. Gastroinetest Endosc. 1994;40(6):694-9.

3) Levy MJ, Wiersema MJ:EUS-guided trucut biopsy. Gastrointest Endosc. 2005;62(3):417-26.

4) Iglesias-Garcia J, Poley JW, Larghi A, et al:Feasibility and yield of a new EUS histology needle:results from a multicenter, pooled, cohort study. Gastrointest Endosc. 2011;73(6):1189-96.

5) Sakamoto H, Kitano M, Komaki T, et al:Prospective comparative study of the EUS guided 25-gauge FNA needle with the 19-gauge Trucut needle and 22-gauge FNA needle in patients with solid pancreatic masses. J Gastroenterol Hepatol. 2009;24(3):384-90.

6) Itoi T, Itokawa F, Kurihara T, et al:Experimental endoscopy:objective evaluation of EUS needles. Gastrointest Endosc. 2009;69(3 Pt 1):509-16.

7) Gimeno-García AZ, Elwassief A, Paquin SC, et al:Randomized controlled trial comparing stylet-free endoscopic ultrasound-guided fine-needle aspiration with 22-G and 25-G needles. Dig Endosc. 2014;26(3):467-73.

8) Berzosa M, Villa N, El-Serag HB, et al:Comparison of endoscopic ultrasound guided 22-gauge core needle with standard 25-gauge fine-needle aspiration for diagnosing solid pancreatic lesions. Endosc Ultrasound. 2015;4(1):28-33.

9) 糸井隆夫，祖父尼　淳，糸川文英，他：EUS-FNA穿刺針の選択と材料採取の手技．消内視鏡．2007;19(7):963-74.

総論

④ 超音波内視鏡下穿刺吸引針生検 EUS-FNA

EUS-FNA の実際

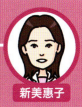
新美惠子

　EUS-FNAは，理論的にはコンベックス型スコープにて描出可能な消化管内およびその周辺臓器が対象になるが，実際にはその中でも安全かつ容易に実施可能であり，かつ今後の方針決定に有用な情報を与える場合が適応となる。
　最近では，治療的穿刺として薬液注入やドレナージなどのInterventional EUSも行われている[1]。

適応と禁忌

適応

　具体的な適応として，腫瘍性病変の鑑別診断，化学療法や放射線療法などの治療前の組織学的な確定診断，腫瘍の進展度診断などが挙げられる[2,3]。
　診断的穿刺としては，膵腫瘍性病変，消化管粘膜下腫瘍，縦隔腫瘍，後腹膜腫瘍，消化管周囲の腫大リンパ節，通常内視鏡下生検では診断が困難な粘膜下の要素が強い病変，副腎病変，経大腸観察が可能な骨盤内腫瘍，EUSのみで描出される胸・腹水などは良い適応である[1,2]。

禁忌

　①EUSにて病変が明瞭に描出できない場合，②安全に穿刺が困難な場合（穿刺経路に太い血管が存在する場合，呼吸性変動が大きく穿刺中に針による臓器損傷が危惧される場合など），③出血傾向がある場合，④EUS-FNAにより偶発症の危険が高いことが危惧される場合，⑤EUS-FNAの結果に関係なく治療方針が決定される場合，⑥腫瘍の播種，などはEUS-FNAの適応とはならない[1,2]。
　また，褐色細胞腫，傍神経節腫（paraganglioma）は，穿刺により急激な血圧上昇をきたす可能性があるため，EUS-FNA前には内分泌検査などを行い，十分に除外診断しておく必要がある。さらに，欧米では囊胞性病変に対しても積極的にEUS-FNAが行われているが，わが国では膵管内乳頭粘液性腫瘍（intraductal papillary mucinous neoplasm：IPMN）症例において腹膜播種が報告されたことにより，腫瘍性囊胞への穿刺は播種の危険性を考慮して慎重に対応すべきと考えられている[4]。

手 順

動画
http://www.jmedj.co.jp/book/eus/4-2/

はじめに

術者1人，処置具の操作補助の助手2人の計3人で行うのが望ましい。また，術中にバイタルサイン等を観察する看護師が必要である。観血的検査であるため，事前に血液検査（血算，生化学，凝固など），抗血栓薬内服の有無，出血傾向の有無を確認しておく。『抗血栓薬服用者に対する消化器内視鏡診療ガイドライン』では，EUS-FNAは出血高危険度の内視鏡検査に分類されており[5]，抗血栓薬は一定期間休薬してから行う必要がある。また，一般的には鎮静薬を使用して検査を行うため，検査中は呼吸循環モニタリングを行いながら処置を行う。当院では，ミダゾラムとペンタゾシンを使用している。

以下，体中部小弯の胃粘膜下腫瘍（SMT）を例に（図1A），手技の流れを示す。

穿刺部位の決定

まず，病変が最も明瞭に描出される部位，病変と血管の位置関係，最適な穿刺位置や方向を把握する。目的とする病変を穿刺のしやすい6時方向に描出し，カラードプラで腫瘍内部や穿刺ライン上に脈管がないことを確認する（図1B，C）。播種を予防するためには，できるだけ消化管壁外を経由しない穿刺経路を探す必要がある。コンベックスに慣れていない場合は，あらかじめラジアルにて腫瘤およびその周囲の観察を行い，スコープの操作性も含め確認を行っておくとよい。

病変までの距離測定

次に，穿刺予定部位から腫瘍までの距離を測定する（図1B）。経胃的な穿刺時には胃が伸展されてしまうこともあるため正確な距離とは言えないが，穿刺距離の目安にはなる。

穿刺針のセッティング

続いて，穿刺針を内視鏡鉗子チャンネル内に通し，鉗子口に固定する。この際に，穿刺針の外筒先端部が超音波画像で高エコーとして認識できるため，この外筒エコーを目印に穿刺ラインを想定する。わかりにくい場合は，鉗子起上台を動かして外筒エコーの動きを見るとよい。また，スコープの屈曲により穿刺針を出す際に抵抗を感じ，穿刺針のセットが困難な場合があるが，その際にはいったんスコープのアングルをニュートラルに戻しスコープを直線化した後

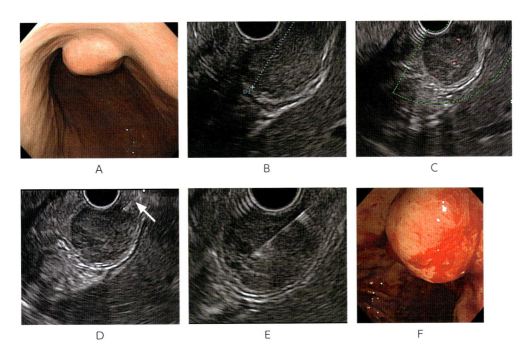

図1 ● EUS-FNAの流れ
A：体中部小弯のSMT
B：病変を6時方向に描出し，穿刺予定部位から病変までの距離を測定
C：カラードプラにて病変内部や穿刺ライン上の脈管を確認
D：穿刺針を少し進め，シース先端部から穿刺針を出す
E：消化管壁とスコープ先端を密着させ，一気に穿刺
F：内視鏡下に活動性出血がないことを確認し，検査を終了

にシースを進め，穿刺針が装着された状態でアングルをかけるとよい。

基本的には，スタイレットを装着し，穿刺を行う。スタイレットを装着することにより，血液の混入を防ぎ，さらに穿刺に伴う消化管粘膜の混入を防ぐことができる。スタイレットは5～10mm程度引き抜いておくと針先がシャープになり，穿刺針先端部の視認性を高めることができる。

穿刺・吸引

穿刺針を少し進めてシース先端部から穿刺針が出たのを確認し（図1D），消化管壁とスコープ先端との距離が離れないように内視鏡下に持続的に吸引をかけ，穿刺針の先端を確認しながら呼吸性変動のタイミングを図り，一気に穿刺する（図1E）。穿刺針のストッパーを事前に測定した穿刺予定部位から腫瘍までの距離に固定しておく方法もあるが，ストッパーが外れたり，事前に測定した距離と変動したりすることもあるため，当院ではストッパーは使用せずに，超音波画像を見て調節しながら穿刺している。

針が病変内に十分に穿刺されたことを確認した後，スタイレットを完全に押

し戻し，消化管組織の混入を取り除く。助手はスタイレットを抜き，陰圧のかかった吸引シリンジを装着する。

超音波画像を見ながら，陰圧のかかった穿刺針を病変内で10〜20回前後しストロークする。刺入角や病変の位置を調節しながら，病変内の液体成分や壊死成分は避けて穿刺する。穿刺時には常に穿刺針を描出し，病変を貫かないように見ながら穿刺することが望ましい。場合によっては助手がスコープを保持し，穿刺の補助をしてもらうとよい。一般的には，穿刺時の吸引圧は10〜20mLとされている。組織が取れない時は吸引圧を上げると組織採取ができることもあるが，一方で血流の多い病変の場合には血液混入が多くなるため，陰圧をあまりかけないほうがよい。

その他，吸引法，ストローク法ともに様々な報告がある（表1）。組織の採取具合に応じて適宜併用するとよい。

表1 ● 様々な吸引法とストローク法

吸引法	
slow pull method[6]	針のスタイレットをゆっくり引き抜きながら弱い陰圧をかける
wet suction method[7]	穿刺針内腔を生理食塩水で満たした後に陰圧をかける
ストローク法	
door knocking method[8]	病変内で速く針を動かし前後させる
wood pecker method[9]	細かい動きで前後させる
fanning technique[10]	穿刺後に起上装置ならびにスコープ操作で穿刺針のストローク部位を変える

穿刺後

最後に，穿刺後はあらかじめ引いておいたスタイレットを押し込み，穿刺針内部に混入した正常の消化管粘膜組織を穿刺針外に押し出し，コンタミネーションを防ぐ。助手は吸引シリンジの陰圧を解除した後，術者は穿刺針を病変から抜去しシース内に戻し，内視鏡鉗子チャンネル内に穿刺針を戻し，助手が穿刺針全体を内視鏡から抜去する。

穿刺後には，腫瘍内出血や縦隔内・腹腔内出血の危険がある。内視鏡下に穿刺針刺入部からの出血がないこと，超音波下に病変内および病変周囲に血腫を疑う所見がないことを確認し，検査終了とする（図1F，図2）。

もし，穿刺針刺入部から出血を認めた場合は，バルーンを膨らませたスコープ先端でしばらく圧迫するとほとんどの場合は止血が可能である。

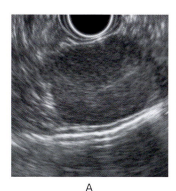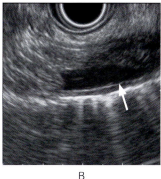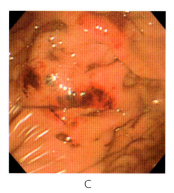

図2 ● EUS-FNA後にみられる腫瘍周囲の出血
A：体上部前壁25mmのSMTに対し，3回穿刺
B：病変周囲に少量のエコーフリースペースを認める
C：内視鏡下では活動性出血は認めない

術後

　抗菌薬投与に関しては，定まった基準はない。耐性菌の問題などから安易な投与を避けたほうがよいという意見もあるが，穿刺局所の感染の報告もあり，日本消化器内視鏡学会のガイドラインでは，消化管を貫く場合や大腸の場合は感染予防として抗菌薬の投与が望ましいとされている[2]。また，穿刺針およびスタイレットは術者や介助者の身体に触れると感染の可能性もあるため，その扱いには十分に注意する必要がある。

　食事開始基準についても定まったものはないが，当院では，特に問題がなければ，検査後2時間で飲水開始，検査後1回絶食後，全粥食から開始している。

　なお，基本的には入院での施行が望ましいが，消化管壁を貫かない場合は外来での施行も可能と考えられており，欧米では外来で施行されている。

検体処理

　EUS-FNA後は，直ちにプレパラートもしくは時計皿上に穿刺針内の検体を滴下する。穿刺針内腔から検体を押し出す場合，空気で押すか，もしくはスタイレットを挿入して押し出すとよい。確実な検体採取により正診率は向上し，不要な穿刺を避けることができ，検査時間の短縮にもつながる。検体が採取されていれば，肉眼で認識可能な糸ミミズ様の白色検体を認めることができる[11]。

　迅速細胞診（rapid on-site cytological evaluation：ROSE）により，EUS-FNAの診断率は11～40％向上したとの報告もある[12]。検体採取をより確実に評価するためには，可能であれば病理医もしくは細胞検査士がEUS-

FNAに同席してROSEを行い，評価可能な細胞が採取できているかを確認することが望ましい。

　目的により，細胞診と組織診を使いわける。悪性腫瘍か否かの判断は細胞診で十分であることが多いが，消化管間質腫瘍（GIST）など免疫組織学的染色による診断が必要な場合は組織診が必要であるため，より多くの検体量が必要となる。組織診用の固形物が明らかでない場合は，細胞診で得られた細胞成分から組織標本を作製するセルブロック法を用いることで免疫染色などの特殊染色も可能であり，診断を補完することができるため有用である[13]。

成　績

　検体採取率は，膵病変92～100％，リンパ節91～100％，良悪性の鑑別診断能は，膵腫瘤性病変で正診率76～95％，感度64～94％，特異度93～100％，腫大リンパ節では正診率82～96％，感度85～95％，特異度93～100％と良好である[14)15)]。しかし，消化管粘膜下腫瘍の検体採取率は60～90％であり，他と比較して低い[16)～18)]。消化管粘膜下腫瘍は腫瘍そのものが硬く，細胞密度も低く，また可動性があるため，穿刺および検体採取が膵病変やリンパ節と比較するとやや難しい。消化管粘膜下腫瘍の腫瘍別には，1～2cmで71％，2～4cmで86％，4cm＞で100％と，大きな病変ほど採取率は高い[16)]。

　また，ROSEは診断能を向上させ，穿刺回数を減らすことができ有用とされているが，ROSEを行わない場合，リンパ節で5回以上，膵腫瘍で7回以上の穿刺回数で正診率がプラトーに達したという報告[19)]があり，これを目安に穿刺を行うとよい。

偶発症

　EUS-FNAの偶発症は，全体として0.29～3.4％と報告されている。具体的には，出血，感染，膵炎，播種などがある。膵炎の頻度が最も高いが，多くは重症となることなく軽快している。しかし，膵囊胞性疾患に対する穿刺は，囊胞内感染や囊胞内出血など10～15％と比較的高い[14)15)20)21)]。なお，消化管穿孔は穿刺による直接の偶発症とはされていない。

　最も危惧されるものとして，腫瘍の播種がある。IPMN穿刺後の腹腔内への播種，悪性黒色腫の膵転移症例，膵体部癌に対する経胃的穿刺後の穿刺経路上の播種が疑われた症例など，膵癌に対する報告が多い[1)]。発生頻度はきわめて低いと考えられているが，現実には存在するため，EUS-FNAが治療方針

に役立つか否かを十分に考慮して行う必要がある。また，GISTにおいては漿膜を超えて穿刺すると播種の危険性があるため，穿刺経路にも十分注意する必要がある。

文　献

1) 北野雅之，伊佐山浩通，山雄健次：超音波内視鏡ガイド下穿刺術. 消化器内視鏡ハンドブック. 日本消化器内視鏡学会卒後教育委員会，編. 日本メディカルセンター，2012, p111-22.

2) 神津照雄，山雄健次，入澤篤志：超音波内視鏡ガイド下穿刺ガイドライン. 消化器内視鏡ガイドライン. 第3版. 日本消化器内視鏡学会卒後教育委員会，編. 医学書院，2006, p170-87.

3) Bruno MJ：Interventional endoscopic ultrasonography：Where are we headed. Dig Endosc. 2017;29(4):503-11.

4) Hirooka Y, Goto H, Itoh A, et al：Case of intraductal papillary mucinous tumor in which endosonography-guided fine-needle aspiration biopsy caused dissemination. J Gastroenterol Hepatol. 2003;18(11):1323-4.

5) 藤本一眞，藤城光弘，加藤元嗣，他：抗血栓薬服用者に対する消化器内視鏡診療ガイドライン. Gastroenterol Endosc. 2012;54(7):2075-102.

6) Nakai Y, Isayama H, Chang KJ, et al：Slow pull versus suction in endoscopic ultrasound-guided fine-needle aspiration of pancreatic solid masses. Dig Dis Sci. 2014;59(7):1578-85.

7) Attam R, Arain MA, Bloechl SJ, et al："Wet suction technique(WEST)"：a novel way to enhance the quality of EUS-FNA aspirate. Results of a prospective, single-blind, randomized, controlled trial using a 22-gauge needle for EUS-FNA of solid lesions. Gastrointest Endosc. 2015;81(6):1401-7.

8) 山雄健次：超音波内視鏡ガイド穿刺術 (EUS-FNA) -私のコツ. 消画像. 2007;9(1):98-104.

9) 入澤篤志：超音波内視鏡ガイド穿刺術 (EUS-FNA) -私のコツ. 消画像. 2007;9(2):199-205.

10) Bang JY, Magee SH, Ramesh J, et al：Randomized trial comparing fanning with standard technique for endoscopic ultrasound-guided fine-needle aspiration of solid pancreatic mass lesions. Endoscopy. 2013;45(6):445-50.

11) Iwashita T, Yasuda I, Mukai T, et al：Macroscopic on-site quality evaluation of biopsy specimens to improve the diagnostic accuracy during EUS-guided FNA using a 19-gauge needle for solid lesions: a single-center prospective pilot study(MOSE study). Gastrointest Endosc. 2015;81(1):177-85.

12) Khan MA, Grimm IS, Ali B, et al. A meta-analysis of endoscopic ultrasound-fine-needle aspiration compared to endoscopic ultrasound-fine-needle biopsy: diagnostic yield and the value of onsite cytopathological assessment. Endosc Int Open. 2017;5(5):E363-E375.

13) 越川　卓，山雄健次，上山勇二：EUS-FNAにおける穿刺材料の取り扱い. Gastroenterol Endosc. 2004;46(6):1281-8.

14) Yamao K, Sawaki A, Mizuno N, et al：Endoscopic ultrasound-guided fine-needle aspiration biopsy(EUS-FNAB): past, present, and future. J Gastroenterol. 2005;40(11):1013-23.

15) Wiersema MJ, Vilmann P, Giovannini M, et al：Endosonography-guided fine-needle aspiration biopsy: diagnostic accuracy and complication assessment. Gastroenterology. 1997;112(4):1087-95.

16) Akahoshi K, Sumida Y, Matsui N, et al:Preoperative diagnosis of gastrointestinal stromal tumor by endoscopic ultrasound-guided fine needle aspiration. World J Gastroenterol. 2007;13(14):2077-82.

17) Niimi K, Goto O, Kawakubo K, et al:Endoscopic ultrasound-guided fine-needle aspiration skill acquisition of gastrointestinal submucosal tumor by trainee endoscopists: A pilot study. Endosc Ultrasound. 2016;5(3):157-64.

18) Mekky MA, Yamao K, Sawaki A, et al:Diagnostic utility of EUS-guided FNA in patients with gastric submucosal tumors. Gastrointest Endosc. 2010;71(6):913-9.

19) LeBlanc JK, Ciaccia D, Al-Assi MT, et al:Optimal number of EUS-guided fine needle passes needed to obtain a correct diagnosis. Gastrointest Endosc. 2004;59(4):475-81.

20) O' Toole D, Palazzo L, Arotcarena R, et al:Assessment of complications of EUS-guided fine-needle aspiration. Gastrointest Endosc. 2001;53(4):470-4.

21) Williams DB, Sahai AV, Aabakken L, et al:Endoscopic ultrasound guided fine needle aspiration biopsy: a large single centre experience. Gut. 1999;44(5):720-6.

総論

⑤ 臓器別の解剖と基本走査

食道

吉永繁高　高丸博之　瀧澤　初

　食道は，胃や大腸に比べて層構造が複雑であり，層の同定や進達度診断が難しい。正しい診断のためには，生検する場所にも配慮が必要である。
　食道EUSでは，主に，早期癌や小さな粘膜下腫瘍には細径プローブ，進行癌などの大きな病変やリンパ節転移のある症例には専用機と使い分ける。

解　剖

食道壁の層構造

　食道は重層扁平上皮に覆われた管腔臓器であり，内腔から粘膜上皮，粘膜固有層，粘膜筋板，粘膜下層，固有筋層，そして外膜と層構造を呈している。固有筋層は，さらに内輪筋，筋間結合織，外縦筋に分けられる（図1）。
　超音波内視鏡で見ると，高周波数では9層，7層（図2），低周波数では7層，5層に描出される。9層に描出された場合，Murataらは，第1，2層は粘膜上皮，第3層は粘膜固有層，第4層が粘膜筋板，第5層が粘膜下層，第6〜8層が固有筋層に相当するとしている[1]。また，2000年の第60回日本消化器内視鏡学会において，それぞれがどの層に対応しているかについてコンセンサスミーティングが行われ，規定されている[2]。9層に描出された場合には第3層が粘膜筋板を，第4層の比較的低エコーな層が粘膜下層を，第5層が粘膜下層と

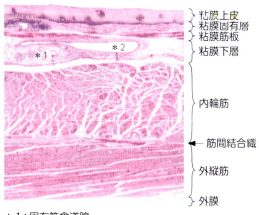

＊1：固有筋食道腺
＊2：導管

図1 ● 食道固有筋層の構造

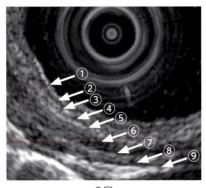 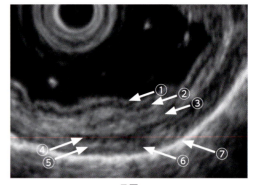

9層　　　　　　　　　　　　7層

図2 ● 高周波数で描出した正常食道壁構造

固有筋層の境界エコーに相当するとされている。7層に描出された場合には第3層が粘膜下層に相当すると言われており，これらの層が表在型食道癌の深達度診断に重要である。しかしながら，食道の粘膜下層内には固有食道腺やその導管（図1）が存在したり，また，炎症のためリンパ濾胞ができたりと層構造の同定や深達度診断に苦慮することがある。

基本走査

超音波内視鏡の選択

　細径プローブは，消化管早期癌や小さな粘膜下腫瘍などが良い適応である（P34参照）。特に，広い早期癌などに対し，最深部と思われる部分を狙ってスキャンすることが可能である。ただし，EUS前の精査内視鏡の際に同部からは生検しない，ということが重要である。なぜなら，生検の影響のためEUS診断に苦慮することがあるからである。また，拡大内視鏡で精査する時にも，最深部と思われる部位が生検されていると，診断に誤りが生じることがある。生検する場所には配慮が必要である。

　一方，専用機は進行癌などの大きな病変やリンパ節転移精査に有用である。しかし，食道の場合，直径が約2cmの管腔臓器のため，大きな病変があると狭窄を生じている可能性がある。多くの専用機は直視ではないため，狭窄部に挿入してしまうと穿孔する危険があるので注意が必要である。そのような場合には，細径プローブを狭窄部に挿入しスキャンする。

　当院では，CTなどでリンパ節転移が疑われた食道癌症例に対して主に使用している（後述）。

手技の実際：細径プローブ

http://www.jmedj.co.jp/book/eus/3-3_5-1/

当院では，食道病変に対して細径プローブを用いて超音波内視鏡検査を行う時に副送水機能付スコープを用いる。特に，鉗子チャンネル内にプローブを挿入しても吸引ができる，鉗子チャンネル径の大きい治療用の内視鏡を用いている。また，脱気水を誤嚥する危険性があるので，可能ならば鎮痛薬のみで検査し，鎮静薬を使用する場合は深鎮静にならないように留意する。さらには，患者にも「上がってきても飲み込まないように」などと，注意を促す。

内視鏡挿入後，病変を出血させないようにまず丁寧に洗浄し，胃内に溜まっている液体や空気を吸引し，スキャン中の胃からの逆流を少なくする。また，食道胃接合部に病変が存在する場合には，穹隆部や体上部も脱気水で充満させる。これにより，胃内から病変部まで引き抜きながら連続的にスキャンすることが可能になる。

前処置

使用禁忌がなければ，鎮痙薬を静脈注射する。静脈注射のため効果持続時間は短いが，素早くかつ強力に蠕動を止めることが可能であり，きれいな画像を得るには必要と考えている。

描出方法

スキャンの際には，脱気水などの液体を食道に充填しなければならないが，すぐに流れてしまい溜めておくことは難しい。そのような場合には，副送水機能付きスコープを使うなどの工夫が必要である。また，その他の方法として，エコーゼリー法，ソフトバルーン法がある。

エコーゼリー法は，水の代わりに粘度の高いエコーゼリーを用いる方法である。管腔内充満をより長く維持することができ，観察を容易にするという利点があるが[3]，粘度が高いために注入しづらいという欠点もある。また，エコーゼリーを体内に注入してよいのかという問題もある。これは，リドカイン未含有の内視鏡用ゼリーを用いることで代用可能である。

ソフトバルーン法は，内視鏡の先端にソフトバルーンを装着し，注水したバルーン内で超音波走査を行う手技である。食道胃接合部や頸部食道など，水の溜まりにくい部位に用いると有用である。問題点は，バルーンを装着するため視野が不良となること，バルーンで圧排するため表面の凹凸が不明瞭となったり粘膜下層などが物理的に狭小化し深読みしてしまったりすることなどである[3,4]。

前処置の後は，素早く病変部まで戻り，助手に副送水より脱気水をゆっくり注入してもらいながらスキャンを開始する。空気は適宜吸引するが，副送水から持続的に脱気水を注入するため，注入しながらの吸引は可能である。

スキャンする際には病変を6時に持ってくる，焦点距離を考えて適切な距離にプローブを位置させる，などに気をつけなければならない。また，何よりも食道という部位の特性上，誤嚥していないかどうか，常に患者の状態に配慮が必要である。

手技の実際：超音波内視鏡専用機

当院では，主にリンパ節転移が疑われる食道癌に対して使用している。

リンパ節を見る際には，まず幽門輪まで挿入し引き抜きながらスキャンを開始する。幽門部，噴門部，大動脈弓などのポイントごとに切歯からの距離をコメントに記載しつつ画像を残している。腫大リンパ節などの病変を認めた際にも，オリエンテーションをつける目的で切歯からの距離を記載しており，腫大リンパ節を認めた場合には短径5mm以上，類円形，低エコー，明瞭な境界の条件を満たすものを転移陽性と判断している[5]。

また，大きな粘膜下腫瘍に対しても使用している。基本的にはバルーン法でスキャンしているが，層構造を詳しく観察したい時などは，脱気水を鉗子チャンネルから注入することもある。

文　献

1) Murata Y, Napoleon B, Odegaard S:High-frequency endoscopic ultrasonography in the evaluation of superficial esophageal cancer. Endoscopy. 2003;35(5):429-36.

2) 山中桓夫：コンセンサス・ミーティング1：EUS層構造の解釈. Gastroenterol Endosc. 2001;43(6):1091-2.

3) Esaki M, Matsumoto T, Moriyama T, et al:Probe EUS for the diagnosis of invasion depth in superficial esophageal cancer: a comparison between a jelly-filled method and a water-filled balloon method. Gastrointest Endosc. 2006;63(3):389-95.

4) 河野辰幸, 中村　宏, 斎藤直也, 他：ソフトバルーン内走査法による内視鏡的超音波検査. 日消誌. 1994;91(11):2150.

5) Takizawa K, Matsuda T, Kozu T, et al:Lymph node staging in esophageal squamous cell carcinoma: A comparative study of endoscopic ultrasonography versus computed tomography. J Gastroenterol Hepatol. 2009;24(10):1687-91.

総論

⑤ 臓器別の解剖と基本走査

胃

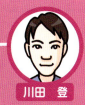
川田 登

　EUSは，胃壁の断層像をリアルタイムに観察することにより，胃癌の深達度診断や胃粘膜下腫瘍（submucosal tumor：SMT）の質的診断などが可能であり，治療方針の決定に有用な検査法である。ここでは，胃の正常壁構造と基本的な走査法について解説する。

解 剖

胃壁の層構造

　正常の胃壁組織構造は，粘膜層，粘膜下層，固有筋層，漿膜下層，漿膜で構築される（図1）。EUSで描出される胃壁構造は5層構造を基本としており[1]，胃の内腔から，第1層の高エコーと第2層の低エコーが粘膜層，第3層の高エコーが粘膜下層，第4層の低エコーが固有筋層，第5層の高エコーが漿膜下層および漿膜に対応している（図2，図3）。20〜30MHzの細径プローブではより詳細な層構造を描出することが可能であり，最大13層構造まで描出される可能性がある[2]。

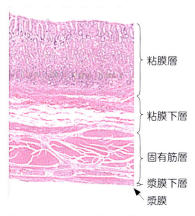

図1 ● 胃壁の組織学的構造

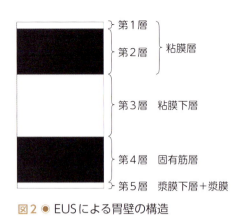

図2 ● EUSによる胃壁の構造

図3 ● 超音波細径プローブ（20MHz）による正常胃壁のEUS像

基本走査

超音波内視鏡の選択

病変の部位や大きさに応じて，専用機と細径プローブを使い分ける。専用機は細径プローブと比較して，周波数が低く深部減衰が少ないため，胃粘膜下腫瘍（SMT）や進行癌などの大きな病変，潰瘍性病変，壁外病変の観察に適している。一方，細径プローブは周波数が高く詳細観察が可能であるが，深部減衰があるため，小病変や早期胃癌の観察に適している。細径プローブを使用する場合は，2チャンネルスコープもしくは送水機能付きのスコープを用いると，観察と同時に脱気水を注入できるため短時間に良好な画像が得られやすい。

手技の実際

前処置

胃液や粘液は良好な画像描出の妨げとなるため，通常内視鏡時の前処置と同様にプロナーゼ，炭酸水素ナトリウム，ジメチコンを水に溶解し患者に飲用してもらう。また，蠕動を抑制するための鎮痙薬や，苦痛緩和目的の鎮静薬の使用を考慮する。

描出方法

病変の描出方法には，脱気水充満法（浸水法）とバルーン（圧迫）法がある。脱気水充満法は，水道水を沸騰させた後に冷ました脱気水で病変を浸水し観察する方法である。バルーン法と比較して，病変を変形させることがなく，表層の観察が可能であり，胃のEUSでは脱気水充満法が基本である。

体位変換を行っても病変が十分に浸水しない場合や病変との距離がとりにくい場合には，バルーン法を用いる。本法はバルーンにより病変を圧迫するため，第1層の評価が困難であること，圧迫により病変が変形し深達度診断を深読みする可能性があることなどの問題がある。

脱気水の注入

最初に胃の内容物を吸引し，粘液を十分に洗浄して除去し病変の観察を行う。次に胃内の空気を十分に吸引し，脱気水を注入する。病変表面に気泡が付着すると良好な病変描出の妨げとなるため，気泡を洗い流すように脱気水を注入するとよい。注入量が多くなると，胃壁が過伸展し，深達度診断の誤りや，嘔吐による誤嚥のリスクとなるため注意する。また，左側臥位での前庭部病変の観察は，空気が残りやすく脱気水が溜まりにくい。そのため，最初に十二指腸球部の空気を吸引することや，腹臥位で検査を行うことで脱気水が充満しやすくなる。

スキャン

病変が十分に浸水したらスキャンを開始する。病変の肛門側から病変に対して平行になるように専用機または細径プローブをゆっくり引き抜きながら，病変が良好に描出される位置を確認する。病変に対してビームが垂直となるようにアングル操作を行い，病変から至適距離を保つことが良好な画像の描出に重要である。病変の描出が困難な部位は，噴門部大弯，幽門前部，胃角裏の前庭部小弯であり，専用機によるバルーン法や細径プローブを選択すると描出しやすい。

検査終了後

検査終了後は胃内の脱気水と空気を十分に吸引する。バルーン法を行った場合は，バルーン内の脱気水が抜けたのを確認してから専用機を抜去する。

文 献

1) 相部　剛：超音波内視鏡による消化管壁の層構造に関する基礎的，臨床的研究（1）胃壁の層構造について. Gastroenterol Endosc. 1984；26(9)：1447-64.
2) 山中桓夫，木村義人，橋本博子，他：EUS壁構造の解釈. Gastroenterol Endosc. 2001；43(6)：1091-2.

総論

⑤ 臓器別の解剖と基本走査

十二指腸

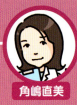

角嶋直美

　非乳頭部十二指腸領域でEUSの対象となりうる十二指腸病変としては，十二指腸癌やリンパ腫（深達度診断）および粘膜下腫瘍（異所性膵，脂肪腫，GIST，NET，顆粒細胞腫，平滑筋腫，平滑筋肉腫，リンパ管腫，ブルンネル腺過形成，gangliocytic paraganglioma，囊腫）が挙げられる。

解 剖

十二指腸の層構造（図1）

　十二指腸は，幽門から順に球部，下行部，水平部，上行部に分けられる。十二指腸壁は管腔側から粘膜，粘膜下層，固有筋層，漿膜（後腹膜では外膜）の4層からなり，粘膜下層〜粘膜に存在するブルンネル腺が特徴である。十二指腸壁は薄く，EUS検査上は粘膜と粘膜下層が一体となって描出されることも多い。

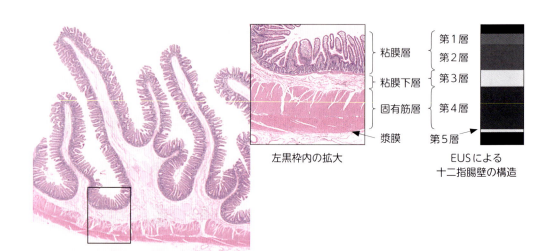

図1 ● 十二指腸壁の組織学的構造

基本走査

超音波内視鏡の選択

厚みや高さのある病変では専用機を用い，振動子周囲に装着されたバルーン内に脱気水を充満し消化管壁に密着させて行うか，脱気水充満法（浸水法）で行う（図2）。バルーンで壁に密着させる場合，低周波数では消化管壁の構造の描出は困難なことが多い。消化管壁の構造の描出は，細径プローブ20MHz＋脱気水充満法が優れている（図3）。

小型の病変や表層性の病変，屈曲した部位や幽門近傍にある病変，狭窄がある場合には細径プローブを用い，管内を脱気水で満たす。水を溜める対策として，注水機構を有するスコープや2チャンネルスコープを用いる。ほかには，ゼリーを管腔内に充填させる[1]，あるいはソフトバルーンを装着するなどの方法も行われている[2]。

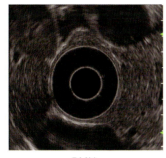 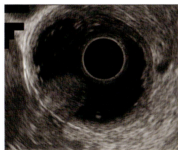 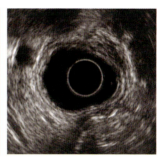

5MHz　　　　　　　　　　　　6MHz　　　　　　　　　　10MHz
先端バルーン内に脱気水充満　　脱気水充満法　　　　　　脱気水充満法

図2 ● 専用機の見え方

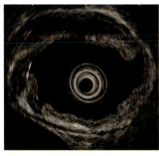 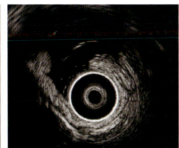 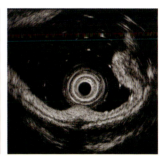

脱気水充満法　　　　ソフトバルーン付き細径プローブ使用　　脱気水充満法，range 3cm

図3 ● 細径プローブ（20MHz）の見え方

手技の実際

前処置

　十二指腸は管腔が狭く蠕動運動が活発で，また脱気水が流れやすいため，若干の工夫が必要である。体位変換や送水機能付き内視鏡，鎮痙薬などを用いて病変の描出に努める。

描出方法

　まず，胃内および精査予定の十二指腸管内を水で洗浄し，粘液や泡，胆汁を除去する。胃内の空気をなるべく抜いて十二指腸へスコープを進める。十二指腸潰瘍瘢痕による球部変形の有無は事前に把握する必要がある。専用機を用いる場合，十二指腸下行部への挿入が困難な場合があるため，慎重にスコープを進め，抵抗がある場合には無理には挿入せず，早い時期に上級者と交代することが望ましい。

文　献

1) 山田至人，坂口哲章，木田光弘，他：細径超音波プローブによる十二指腸潰瘍の検討―ゼリー注入法の応用―. Gastroenterol Endosc. 1994;36(3):499-508.

2) Schembre D, Chak A, Stevens P, et al:Prospective evaluation of balloon-sheathed catheter US system. Gastrointest Endosc. 2001;53(7):758-63.

総論

⑤ 臓器別の解剖と基本走査

大腸

新美惠子

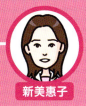

　大腸EUSでは，下記の正常大腸壁の5層構造と対比し，病変の局在および質的診断がなされる。具体的には，上皮性腫瘍の深達度診断，大腸癌のリンパ節転移診断，粘膜下腫瘍の質的診断，潰瘍性大腸炎などの炎症性腸疾患に対する重症度評価や予後予測などを行っていく。癌や腺腫などの上皮性腫瘍やGIST，脂肪腫などの粘膜下腫瘍は良い適応である[1]。

　禁忌は，通常下部内視鏡検査に準じる。

解 剖

大腸の層構造（図1，図2）

　正常大腸壁は，EUSでは基本的に5層構造として観察される。内腔面から壁外に，①第1層（高エコー）＋第2層（低エコー）：粘膜層，②第3層（高エコー）：粘膜下層，③第4層（低エコー）：固有筋層，④第5層（高エコー）：漿膜下層および漿膜，として認識できる。第2層と第3層の間に，境界高エコーを伴う薄い低エコー層が描出されることもあるが，これは粘膜筋板に相当する。

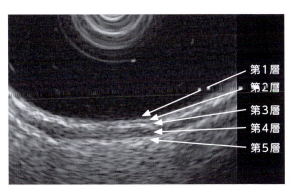

図1 ● 正常大腸壁の層構造

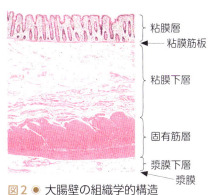

図2 ● 大腸壁の組織学的構造

基本走査

超音波内視鏡の選択

専用機は，大腸においては操作性の点で扱いにくいため，主に直腸主体の大きな病変に限られる（後述）。

手技の実際

前処置

残便や残渣はアーチファクトとなり，EUS像が不鮮明になり診断精度が落ちるため，通常下部内視鏡検査と同様に経口腸管洗浄液にて十分な前処置を行う必要がある。腸液などは吸引と注入を繰り返し，内腔に濁りがなくなるまで洗浄を行うことが望ましく，不十分な腸管前処置での診断は行うべきではない（図3）。また，たとえ病変が直腸などの遠位大腸であっても，浣腸のみでは残渣により内視鏡視野が不良となるため，経口腸管洗浄液による前処置が望ましい。

さらに，蠕動が起こると脱気水の貯留ができず詳細な観察が難しくなるため（図4A），必要に応じて蠕動を止める鎮痙薬を使用するとよい（図4B，C）。注入する脱気水をあらかじめ体温程度に温めておくと，患者の腹痛や腹部膨満感が軽減され，蠕動を抑制できることがある。

鎮痛薬および鎮静薬の使用は，通常内視鏡検査と同様の基準で行うが，苦痛があるようであれば，診断精度を上げるためにも使用したほうが望ましい。特に，専用機を用いる場合は苦痛が強く出やすいため，これらの使用を考慮する。

描出方法

細径プローブによるEUSでは，基本的には通常内視鏡検査と同様である。脱気水充満法（浸水法）が基本となるため，病変部が浸水するように脱気水の

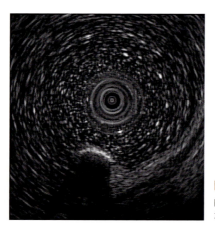

図3 ● 不十分な腸管前処置での観察
EUSでは，アーチファクトのため像が不鮮明になっている

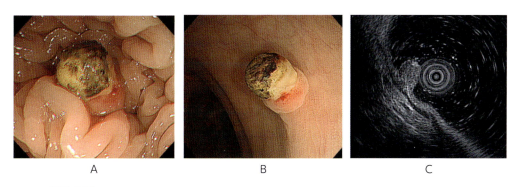

図4 ● 腸管蠕動
A：蠕動があると脱気水の貯留ができず、詳細な観察が難しい
B, C：蠕動を止める鎮痙薬を用い、襞を伸ばした状態で病変を浸水させる

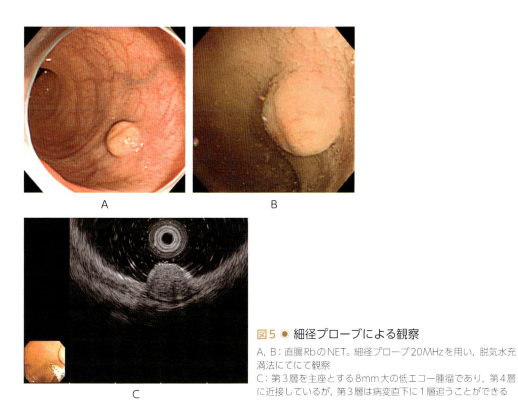

図5 ● 細径プローブによる観察
A, B：直腸RbのNET。細径プローブ20MHzを用い、脱気水充満法にてにて観察
C：第3層を主座とする8mm大の低エコー腫瘤であり、第4層に近接しているが、第3層は病変直下に1層追うことができる

吸引と注入を繰り返し、体位変換を工夫する必要がある。余分な空気があると観察しにくくなるため空気を吸引する必要があるが、襞が寄ってしまうとかえって層構造の認識が困難になる。ある程度は襞を伸ばした状態で病変を浸水させることが望ましい。

　病変の位置を同定できたら、プローブの出し入れやスコープのアングル操作を用いて、病変を直視下に観察しながら、病変の接線方向からプローブを出し、プローブ先端を病変の直上に位置させ、病変全体をスキャンするように走査していく（図5）。

一方，専用機は，病変を直視しながら走査できないため，超音波画像を見ながら走査位置を確認する必要がある．専用機は，先端硬性部が長く，構造上の問題から挿入性や操作性が悪い．スライデイングチューブとガイドワイヤーを用いたり[2]，直視型コンベックススコープを用いて，スコープを深部挿入する方法[3]も報告されているが，一般的ではなく，深部への挿入が困難なことが多い．したがって，大腸においては，専用機は操作性の点で扱いにくく，主に直腸主体の大きな病変に限られる（図6）．

　専用機では，直腸内では内視鏡の位置や方向を見失いやすいため，EUSで描出される周辺の臓器（膀胱，前立腺，精囊，子宮など）を目安に方向性を確認し，病変を同定するとよい（図7）．膀胱は尿が貯留していれば内腔無エコーの臓器としてとらえられ，男性では，膀胱とプローブの間に楕円形の低エコー

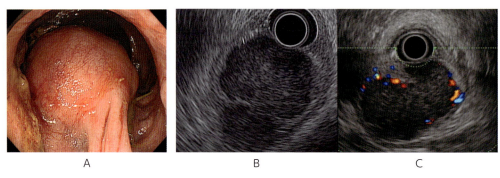

図6 ● 専用機による観察
A：直腸RbのGIST。専用機6MHzにて観察
B, C：第3層を主座とするheterogeneousな低エコー腫瘤。辺縁は一部不整を伴い，カラードプラでは一部血流を認める。

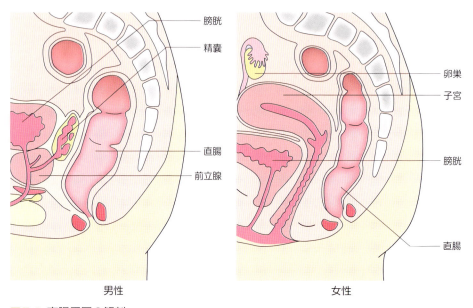

図7 ● 直腸周囲の解剖

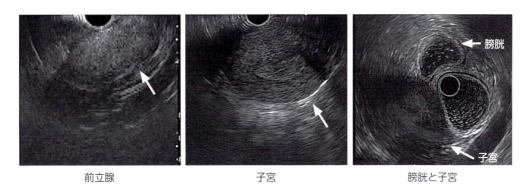

| 前立腺 | 子宮 | 膀胱と子宮 |

図8 ● 直腸周囲の観察

構造として精囊が描出される。さらにスコープを引き抜くと，精囊の尾側に前立腺が描出される（図8A）。女性では，プローブに近い位置で子宮が描出され，その腹側に膀胱が描出される[4]（図8B，C）。

走査そのものは，スコープの出し入れと回転操作が中心になるので，決して難しくはないが，周囲の解剖の理解が必要である（図7）。

明瞭なEUS像を得るためには，可能な限り病変を垂直方向から操作する必要がある。斜め方向からの走査では層構造の描出が不明瞭になり，診断が困難になる。病変をできるだけ垂直方向から走査し，病変の層構造を明瞭に描出することを心がける。また，病変との間に距離が保てないと層構造が不明瞭になるため，ある程度距離をとるように走査するとよい。腸管屈曲部や襞上に存在すると描出困難になることもある。このような場合は，脱気水の増量や体位変換が有効なことがある。また，丈の高い隆起性病変の場合，超音波が減衰してしまい，病変深部の描出が困難になるが，低周波数の機種への変更が有効なことがある。

文献

1) 小林清典, 迎 美幸, 横山 薫, 他：大腸疾患のEUS診断. Gastroenterol Endosc. 2013；55(12)：3808-20.
2) Sasaki Y, Niwa Y, Hirooka Y, et al：The use of endoscopic ultrasound-guided fine-needle aspiration for investigation of submucosal and extrinsic masses of the colon and rectum. Endoscopy. 2005；37(2)：154-60.
3) Nguyen-Tang T, Shah JN, Sanchez-Yague A, et al：Use of the front-view forward-array echoendoscope to evaluate right colonic subepithelial lesions. Gastrointest Endosc. 2010；72(3)：606-10.
4) 今津博雄：コンベックス型超音波内視鏡による解剖と走査：直腸周囲. EUS下穿刺下術. 山雄健次, 他, 編. 南江堂, 2011, p47-52.

コラム 将来性のある手技

EUSガイド下胃空腸吻合術（EPASS）

　胃十二指腸閉塞，いわゆる**胃排出路閉塞**（gastric outlet obstruction：GOO）は，良性，悪性疾患ともに起こりうる病態で，臨床的には胃十二指腸癌や膵胆道癌などの悪性疾患の進行に伴い，しばしばみられる。このGOOに対しては，外科的な開腹下または腹腔鏡下胃空腸吻合術，閉塞部に対しては内視鏡を用いた自己拡張型金属ステント留置が行われていた。エンドステージの患者さんにとって，内視鏡的金属ステント留置は外科手術と比較して侵襲性が低く，かつ簡便なことからその有用性が報告されてきた。

　しかしながら，閉塞の部位によってはステント長の選択が困難であったり，留置ができても機能しなかったり，十二指腸付近では乳頭をまたいでの留置となり，胆管ドレナージが困難となるなどの問題があった。また，汎用タイプのカバーのない金属ステントでは，編み目（メッシュ）の間から腫瘍が入り込む，いわゆるingrowthにより再狭窄が起きたり，ステント端が十二指腸壁に埋没して消化管穿孔を起こしたりして緊急手術になるといった偶発症も懸念されてきた。

　近年，こうした方法論とはまったく異なった，EUS-FNAを用いた胃空腸吻合術が試みられている。

　もともと虚脱している空腸を，安全にEUSガイド下に穿刺して最終的に胃と空腸をステントで繋ぐことに関して，これまで標準的手技はなかった。

　そこで筆者らは，安全な穿刺のための穿刺部の注水を目的としたダブルバルーン腸管チューブの開発（**図1**）[1]と，吻合のための専用メタルステント（The Hot AXIOS™，米国Boston Scientific社，**図2**）[1]の使用によって，より確実な**EUSガイド下胃空腸吻合術**（EUS-guided double-balloon occluded gastrojejunostomy：EPASS）を開発した（**図3**）[1]。

　本手技は，現在あるEUSガイド下治療の中で最も安全で確実な方法であり，今後の普及が期待される。

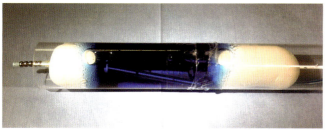

図1 ● ダブルバルーン腸管チューブ　　　（文献1より転載）

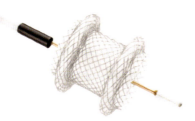

図2 ● 胃空腸吻合のための専用メタルステント
（文献1より転載）

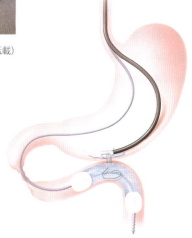

図3 ● EUSガイド下胃空腸吻合術
（文献1より転載）

> 文　献

1) 糸井隆夫, 他：EUSガイド下胃空腸吻合術. 消内視鏡. 2016；28(10)：1701-3.

（糸井隆夫）

消化管EUSパーフェクトガイド

各 論

各論

① 粘膜下腫瘍

粘膜下腫瘍の診断

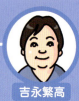

吉永繁高

　粘膜下腫瘍とは，粘膜ではなく粘膜深層や粘膜下層，固有筋層にできた腫瘍である．腫瘍が粘膜の下で増殖するため，正常粘膜に覆われた隆起を呈する．ただし，これは"狭義"の意味であり，発見時に腫瘍か否か，どの層のものかなどはわからない．すなわち，内視鏡や透視で認める正常粘膜に覆われた隆起の総称と言える．

　ここでは，"広義"の粘膜下腫瘍に対してEUSを用いた診断の手順を図にまとめ，診断ポイントについて整理し，各疾患について簡単に解説する．

超音波内視鏡を用いた診断手順

分類

　粘膜下腫瘍を診断する上で，①どの層に主座を置くか（由来するか），②内部エコーは高いか低いか，という2つのポイントで大まかに分類する．

　正常消化管壁は，大まかに5層構造を呈する（図1）．そのことを理解しつつ，粘膜深層（第2層），粘膜下層（第3層），固有筋層（第4層）のどこに連続するか，もしくは主座を置くかを診断する．その際に，壁内に病変がなく隆起の原因が壁外性圧排であることがわかる場合があるため，EUSは狭義の粘膜下腫瘍と壁外性圧排の鑑別に有用である[1]．

　内部エコーは，基本的に肝臓，脾臓のエコーレベルを基準にして高いか低い

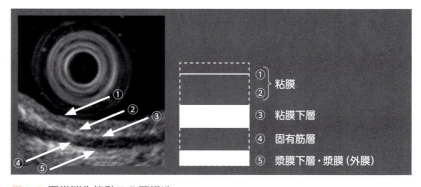

図1 ● 正常消化管壁の5層構造

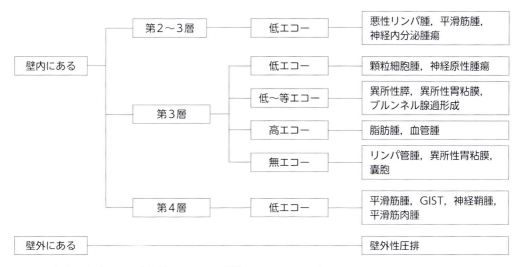

図2 ● 病変の主座および内部エコーよる診断フローチャート

かをみるが，細径プローブでは基準となる肝臓，脾臓が観察できないことが多く，感覚的に正常粘膜を基準にすることが多い．一般的には，エコーレベルにより病変の質を推察することが可能である．そのような"病変の主座"および"内部エコー"よる診断フローチャートを図2に示す．

内部エコーのパターン

次に，"内部エコーのパターン"により診断する．たとえば，悪性リンパ腫は均一な低エコーとして描出されることが多く，GISTは無エコー域を伴ったり内部エコーが不均一になったりすることが多い．

その他参考所見として，通常内視鏡による，色調，形態，硬さ，などがある．たとえば，血管腫は青色調，脂肪腫は黄色調で軟らかく，顆粒細胞腫は黄色調で大臼歯状を呈し，神経内分泌腫瘍はやや黄色調で大きくなると頂部に凹みを有する．ただし，これらは典型像ではあるものの必ずこのような像を呈するわけではないことに留意しなければならない．

また，"病変の位置"も大事な参考所見である．たとえば，食道の粘膜下腫瘍の大部分は平滑筋腫であり，GISTは稀である．また，Seoらの報告では，胃において噴門周囲の筋原性腫瘍のほとんどは平滑筋腫であり，脂肪腫や異所性膵は前庭部に多かった[2]．このように，病変の位置も大事な情報であるが，絶対的なものではないことに留意しなければならない．

疾患の概説

間葉系腫瘍（GIST，神経鞘腫を含む）

　　間葉系腫瘍には，平滑筋腫などの筋原性腫瘍，神経鞘腫などの神経原性腫瘍，GISTなどがある。筋原性腫瘍，GISTには，粘膜筋板由来のものと固有筋層由来のものがあるが，粘膜筋板由来のものはほとんどが平滑筋腫であり，GISTはわずか数例の報告があるのみである[3]。固有筋層由来のものは，平滑筋腫，平滑筋肉腫，GIST，神経原性腫瘍などがあるが，画像上の鑑別は困難である。

　　EUS上，粘膜筋板由来のものは第2層深層～第3層浅層に，固有筋層由来のものは第4層に主座を置く比較的均一な低エコー腫瘍として描出される。

　　村田らは，EUS上，筋原性腫瘍の70%に分葉構造を認めるとし，さらに，腫瘍内部には低エコー域をGISTの53%，その他の筋原性腫瘍の20%に認めたが，神経原性腫瘍には認めなかったと報告している[4]。宮原らは，GISTを示唆する所見として腫瘍内出血や壊死を反映した不均一な内部エコーを挙げており[5]，このような点がGISTと他の腫瘍との鑑別の一助となると思われる。また，前述のようにSeoらは平滑筋腫は噴門部に多く，形態が不整で内部エコーは均一であることが多いと報告している[2]。

　　このように，組織の推測にEUSを含む内視鏡は有用であると考えるが，神経鞘腫は頂部に潰瘍を伴ったり，内部エコーが不均一であったりと，GISTとの鑑別が困難な症例が存在することに留意する必要がある[6]。

脂肪腫

　　脂肪腫は，表面平滑で非常に軟らかい粘膜下腫瘍で，特徴的な黄色調を呈することがある。EUS上，第3層内に主座を置く高エコー腫瘍を呈し，鑑別は比較的容易である。

異所性膵

　　異所性膵は胃前庭部に多くみられ，内視鏡上，半球上の粘膜下腫瘍で頂部に陥凹や開口部を伴うことがあり，鉗子で押すとやや軟らかい。

　　EUS上は第3層内に主座を置く低エコー腫瘍として描出され，境界は明瞭で辺縁は分葉状を呈することが多い。また，膵実質でみられるような点状・線状の高エコーや導管様エコー，導管が拡張した囊胞状エコーを内部に認めることが，比較的特徴的な所見である。

なお，腺房細胞が固有筋層に浸潤することにより第4層の肥厚を伴う症例もあり，第4層由来の筋原性腫瘍と見誤る可能性があるため注意が必要である。

神経内分泌腫瘍（カルチノイド）

　　神経内分泌腫瘍は，上皮性腫瘍であるが粘膜深層で発生するため，内視鏡では半球状の粘膜下腫瘍として発見される。大きくなるにつれ頂部に不整形の陥凹やびらん・潰瘍を有するようになると言われているが，胃においては0-Ⅱcや0-Ⅱbを呈するものが2割程度ある。また，一般的に神経内分泌腫瘍はやや黄色調を呈すると言われているが，胃において大部分は発赤調を呈していたという報告もあり，それぞれ注意が必要である[7]。

　　EUS上は第2層深層〜第3層浅層に主座を置く境界明瞭，内部エコー均一な低エコー腫瘍として描出される。

悪性リンパ腫

　　悪性リンパ腫は，粘膜固有層あるいは粘膜下層から発生し，肉眼型は表層拡大型や巨大皺壁型，腫瘤形成型など様々な形態を呈するとされる。胃悪性リンパ腫の肉眼所見として，①粘膜下腫瘍の性格がどこかにある，②Ⅱc様陥凹を伴うが全周を追えない，③多発性潰瘍を伴う病変の多発や多彩な肉眼型が混在する，④壁の伸展性がよいなどの特徴があり[8]，胃癌や他の粘膜下腫瘍などとの鑑別に有用である。

　　EUS上は，表層型の病変は粘膜，または粘膜下層に主座を置き，進行したものは全層性の比較的内部均一な低エコー腫瘍として描出される。

リンパ管腫

　　リンパ管腫は，内視鏡上半球状，嚢腫状，結節状など様々で，色調は黄白色〜白色調を呈するが，嚢腫状リンパ管腫では透過性のある腫瘤を呈することが多い[9]。

　　EUS上は，基本的に粘膜下層由来で，嚢腫状リンパ管腫の場合は多房性の無エコーパターンを呈するが，海綿状リンパ管腫では内部不均一な低エコー腫瘍として描出されることが多く，点状低エコーを伴う場合がある[9][10]。

顆粒細胞腫

　　顆粒細胞腫は，消化管では食道に好発するSchwann細胞由来の腫瘍であり，内視鏡上黄色〜白色調で大臼歯状を呈すると言われる[11]。

　　EUS上，第3層内に限局する均一な低エコーを呈し食道の粘膜筋板由来の

平滑筋腫との鑑別が困難な症例もあるが，不均一なものも存在するため，そのような症例では鑑別の一助になる可能性がある[12]。

文　献

1) Rösch T, Kapfer B, Will U, et al:Accuracy of endoscopic ultrasonography in upper gastrointestinal submucosal lesions: a prospective multicenter study. Scand J Gastroenterol. 2002;37(7):856-62.

2) Seo SW, Hong SJ, Han JP, et al:Accuracy of a scoring system for the differential diagnosis of common gastric subepithelial tumors based on endoscopic ultrasonography. J Dig Dis. 2013;14(12):647-53.

3) 山崎健路, 華井頼子, 河内隆宏, 他:粘膜筋板由来胃GISTの1例. 胃と腸. 2009;44(6):1037-44.

4) 村田洋子, 遠藤昭彦, 小熊英俊, 他:超音波, 超音波穿刺細胞診によるGISTの鑑別診断. 胃と腸. 2001;36(9):1157-62.

5) 宮原良二, 丹羽康正, 長屋　隆, 他:胃粘膜下腫瘍のEUS画像診断. Gastroenterol Endosc. 2009;21(11):1702-8.

6) 吉永繁高,　後藤田卓志:胃粘膜下腫瘍の診断と治療方針. Gastroenterol Endosc. 2016;28(2):209-16.

7) 金城　讓, 鈴木晴久, 小田一郎, 他:胃内分泌細胞腫瘍(カルチノイド腫瘍)の診断と治療. 胃と腸. 2013;48(7):982-92.

8) 佐野量造:胃疾患の臨床病理. 医学書院, 1974, p257-68.

9) 森川宗一郎, 安田健治朗, 碕山直那, 他:十二指腸の腫瘍性病変 十二指腸粘膜下腫瘍の臨床診断と治療. 胃と腸. 2011;46(11):1647-56.

10) 木田光広,　徳永周子,　山内浩史,　他:上部消化管粘膜下腫瘍のEUS診断.　胃と腸. 2012;47(4):503-14.

11) 高木靖寛, 岩下明徳, 山田　豊, 他:消化管顆粒細胞腫の診断と治療. 胃と腸. 2004;39(4):628-39.

12) 小澤俊文, 和知英子:非典型的なEUS像を呈し, 固有筋層に浸潤した小型の胃顆粒細胞腫の1例. Gastroenterol Endosc. 2011;53(10):3286-93.

各論

②症例 粘膜下腫瘍

平滑筋腫：食道

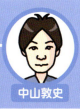
中山敦史

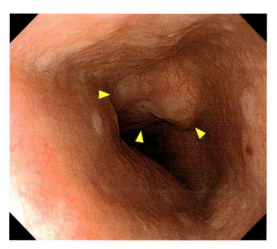

● 通常内視鏡

中部食道前壁側に，約1/2周性を占める長径4cm程度の硬い粘膜下腫瘍を認める。

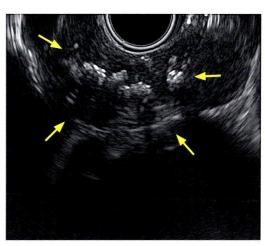

● EUS

辺縁はやや不整であるが，周囲との境界は明瞭である。腫瘍は第4層と連続しており，固有筋層由来の腫瘍である。内部は低エコーを示し，一部に石灰化による高エコー像が散見される。

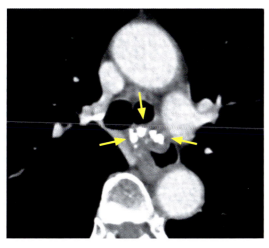

● 造影CT

中部食道に粘膜下腫瘍を認める。内部に粗大な石灰化が散見される。造影効果に乏しく，明らかな周囲臓器への浸潤はない。

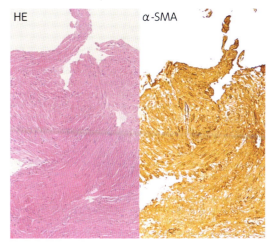

● 病理組織

好酸性の細胞質を有する紡錘形細胞が束状に増殖している。α-SMA陽性であり，平滑筋腫と診断した。

各論

②症例 粘膜下腫瘍
平滑筋腫：胃

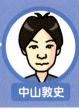
中山敦史

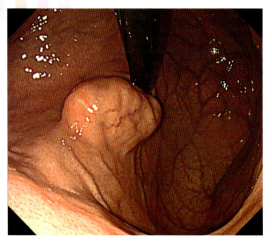

● 通常内視鏡

噴門直下後壁に約3cm大の凹凸を伴った粘膜下腫瘍を認める。

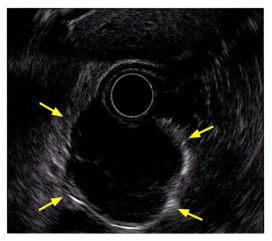

● EUS①

粘膜下腫瘍は八つ頭状の低エコー像を呈しており、内部には高エコー像が散見される。腫瘍は第4層と連続しており、一部は壁外にも突出している。

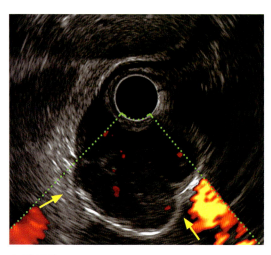

● EUS②

ドプラでは腫瘍内部に血管増生が目立つ。

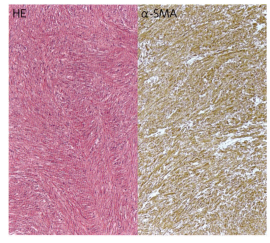

● 病理組織

好酸性の細胞質を有する紡錘形細胞が束状に増殖している。α-SMA陽性であり、平滑筋腫と診断した。

各論

②症例 粘膜下腫瘍

平滑筋腫：小腸

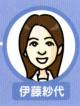
伊藤紗代

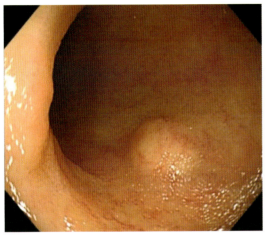

● 通常内視鏡①

終末回腸に6mm大のなだらかな隆起を認める。正常な小腸粘膜に被覆されている。

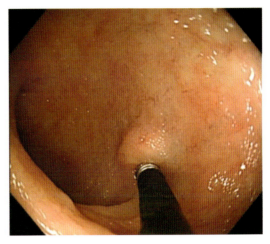

● 通常内視鏡②

散布チューブで触れると硬く可動性がある。

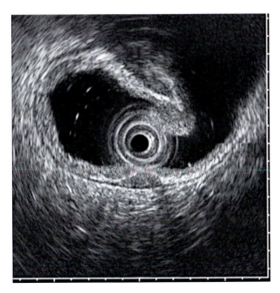

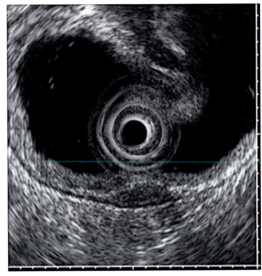

● EUS

第4層と連続する均一な低エコー腫瘤（5.5×2.2mm）である。GISTとの鑑別が必要となる。

各論

②症例 粘膜下腫瘍
平滑筋腫：直腸

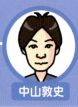
中山敦史

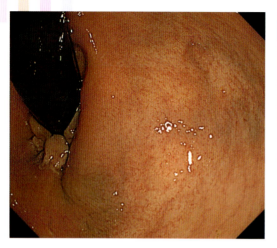

● 通常内視鏡
直腸Rb左側壁は緩やかに隆起しているが、病変の境界は不明瞭である。

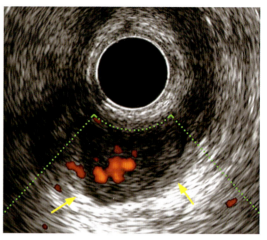

● EUS
境界明瞭で内部エコーがやや不均一な低エコー腫瘤。第4層と連続している。ドプラでは腫瘍内部に血管増生が目立つ。

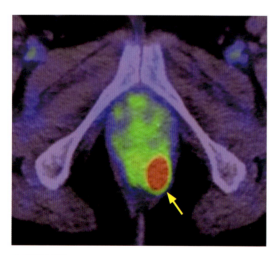

● PET-CT
直腸左側に強いFDG集積（SUXmax：17.6）を伴う結節を認める。

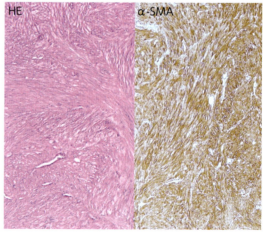

● 病理組織
経肛門的局所切除施行。好酸性の細胞質を有する紡錘形細胞が束状に増殖している。α-SMA陽性であり、平滑筋腫と診断した。

各論

②症例 粘膜下腫瘍

平滑筋肉腫：食道

http://www.jmedj.co.jp/book/eus/004/

新美惠子

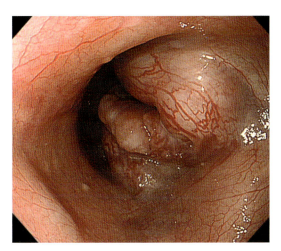

● 通常内視鏡①
中部食道に凹凸の目立つ隆起性病変を認める。

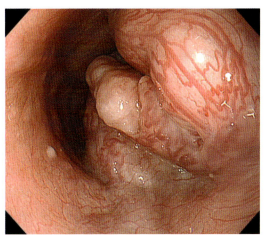

● 通常内視鏡②
表面粘膜は拡張した血管が目立つ。cushion signは陰性であった。

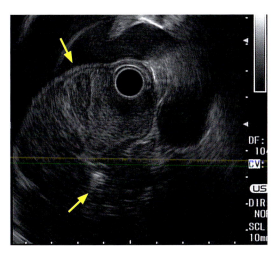

● EUS
第4層と連続する不均質な低エコー病変。辺縁は平滑で、内部は隔壁を伴った結節の集簇を認める。内部には、食道気管支瘻と思われる高エコーを認める。カラードプラでは、一部血流を認める。

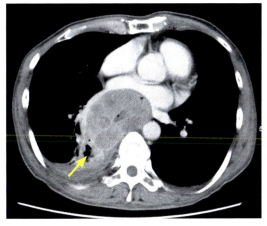

● CT
胸部中部から下部食道にかけて、長軸方向に11cm程度の不整な腫瘤を認める。腫瘍内部に気泡がみられ、右肺側で腫瘍は不連続性があり、瘻孔を形成している。

②症例 粘膜下腫瘍 平滑筋肉腫：食道 79

各論

②症例 粘膜下腫瘍

平滑筋肉腫：大腸

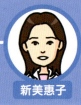
新美惠子

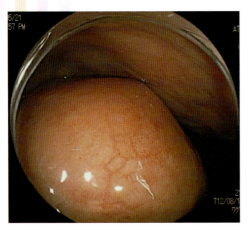

● 通常内視鏡

下部直腸に表面平滑な隆起を認める。表面にdelleは認めない。弾性硬で，cushion signは陰性であった。

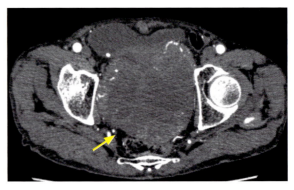

● CT

骨盤底部に11cm大の腫瘤を認める。内部は不均一で，辺縁には動脈を認める。

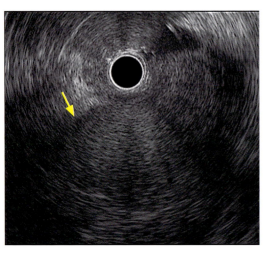

● EUS①

第4層と連続する不均質な低エコー病変。辺縁は比較的整。カラードプラでは一部に血流を認める。

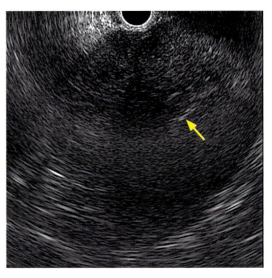

● EUS②

不均質な高エコー部。

各論

②症例 粘膜下腫瘍
GIST：胃 very low risk

吉永繁高

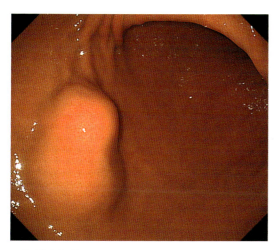

● 通常内視鏡

体下部前壁大弯に3cm大のふたこぶ状の粘膜下腫瘍を認める。頂部にdelleなどは認めない。

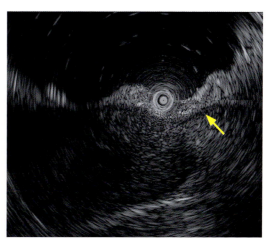

● EUS①

病変は固有筋層（矢印）と連続性を有する低エコー腫瘍として描出される。

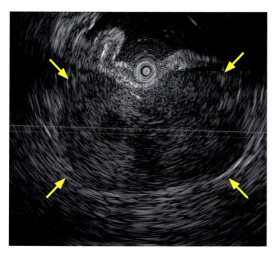

● EUS②

内部エコーは不均一で，無エコー域も伴っている。

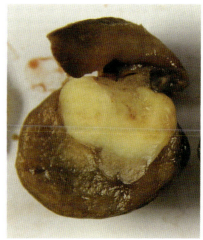

● 組織

切除切片割面像。固有筋層と連続する黄白色充実性腫瘍を認める。組織学的にGIST，超低リスク（very low risk）と診断された。

各論

②症例 粘膜下腫瘍

GIST：胃 moderate risk

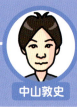
中山敦史

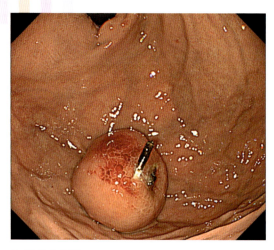

● 通常内視鏡

出血を契機に指摘された穹隆部大弯3cm程度の粘膜下腫瘍。頂部に潰瘍を有し，止血後のクリップを認める。

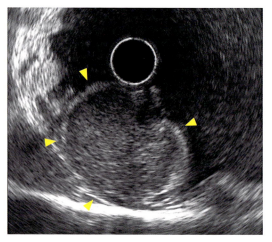

● EUS①

第4層と連続した境界明瞭な粘膜下腫瘍を認める。内部エコーは不均一で，一部に出血と思われる高エコー像を散見する。

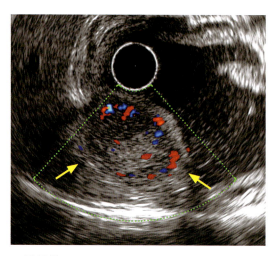

● EUS②

ドプラでは，内部の血流は非常に豊富である。

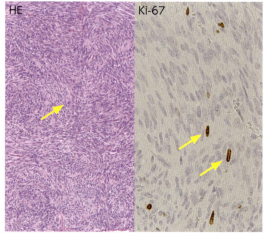

● 病理組織

紡錘形細胞が束状に増殖している。核分裂像（左図矢印）は8/50HPF程度みられ，*c-kit*陽性，Ki-67 indexは10％未満（右図矢印はKi-67陽性腫瘍細胞）であり，中間リスク（moderate risk）のGISTと診断した。

各論

②症例 粘膜下腫瘍

GIST：胃 high risk

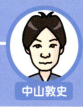
中山敦史

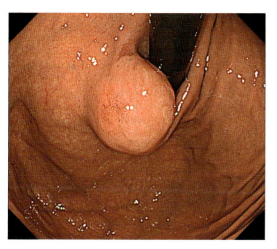

● 通常内視鏡

食道胃接合部後壁に2cm超の粘膜下腫瘍を認める。

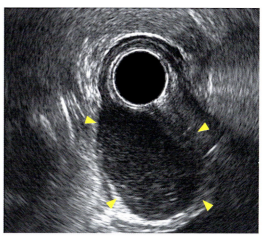

● EUS

粘膜下腫瘍の辺縁不整はなく，周囲との境界は明瞭である。腫瘍は第4層と連続しており，内部はやや不均一な低エコーを示す。

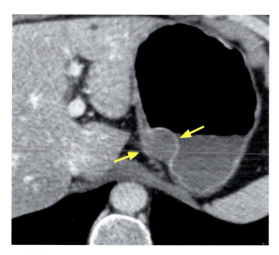

● 造影CT

食道胃接合部付近に25mm程度で軽度の造影効果を伴った境界明瞭な腫瘍を認める。

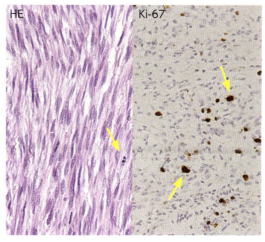

● 病理組織

紡錘形細胞が束状に増殖しており，核分裂像（左図矢印）は20/50HPF程度みられる。c-kit陽性，Ki-67 index約10％（右図矢印はKi-67陽性腫瘍細胞）であり，高リスク（high risk）のGISTと診断した。

②症例 粘膜下腫瘍　GIST：胃 high risk　83

各論

②症例 粘膜下腫瘍
GIST：十二指腸 low risk ①

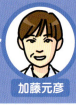
加藤元彦

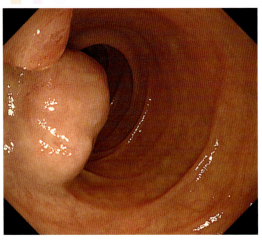

● 通常内視鏡

十二指腸下行部内側壁，Vater乳頭肛門側に立ち上がり急峻な隆起性病変を認める。

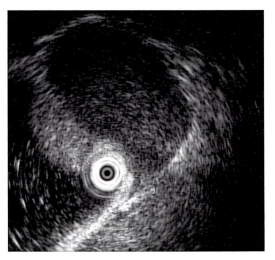

● EUS

均一な低エコー腫瘤。第4層と連続している。

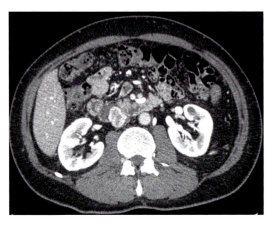

● 造影CT

Vater乳頭尾側に造影効果を有する25mm大の腫瘤を認める。

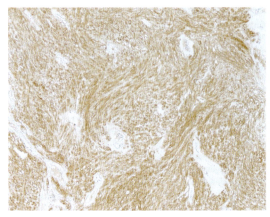

● 病理組織

好酸性の細胞質を有する紡錘形細胞が束状に増殖している。*c-kit*陽性，Ki-67陽性細胞は2〜3％であり，低リスク (low risk) のGISTと診断した。

各論

②症例 粘膜下腫瘍
GIST：十二指腸 low risk ②

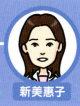
新美惠子

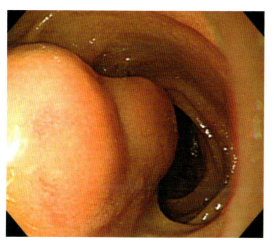

● 通常内視鏡

十二指腸下行部に，30mm大の架橋襞（bridging fold）を伴うふたこぶ様の隆起を認める。表面にdelleは認めず，cushion signは陰性であった。

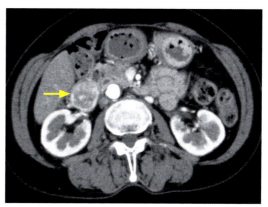

● CT

十二指腸下行部に30mm大の境界明瞭な腫瘤を認める。

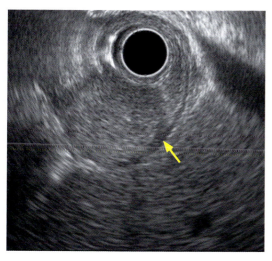

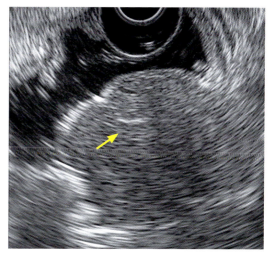

● EUS

第4層と連続する不均質な低エコー病変。辺縁は一部不整を認め，内部は高エコーが散見される。カラードプラ，パワードプラでは血流を認める。GIST（low risk）と診断された。

各論

②症例 粘膜下腫瘍
GIST：十二指腸 moderate risk

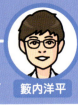
籔内洋平

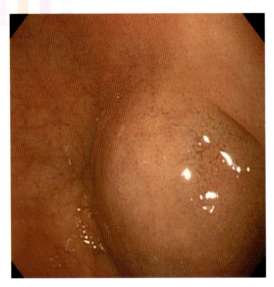

● 通常内視鏡

上十二指腸角前壁に非腫瘍粘膜に覆われた表面平滑でなだらかな隆起を認める。cushion signは陰性であった。

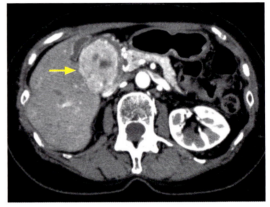

● CT

十二指腸球部に60mm大の不均一に造影される腫瘤を認める。内部に造影効果を示さない囊胞様の低濃度域を散在性に認める。

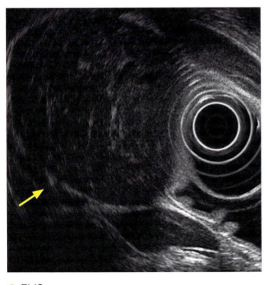

● EUS

第4層と連続する低エコー腫瘤として描出され，内部は不均一で，無エコー領域や点状高エコーが散見される。
＊：UM2000使用，12MHz

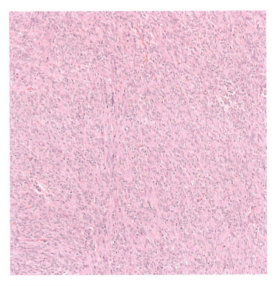

● 病理組織

紡錘形細胞が錯綜配列を示しながら増殖している。中リスク（moderate risk）のGISTと診断された。

②症例 粘膜下腫瘍

GIST：十二指腸

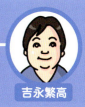
吉永繁高

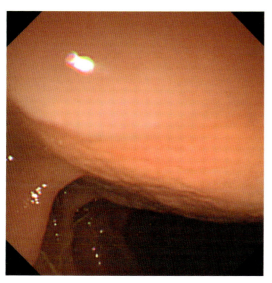

● 通常内視鏡
十二指腸下行部乳頭側に壁外性圧排所見を認める。

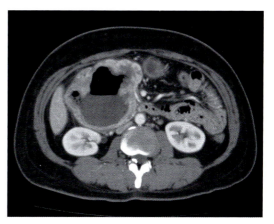

● CT
傍十二指腸に10cm程度の占拠性病変を認め，内部にairとfluidを認める。

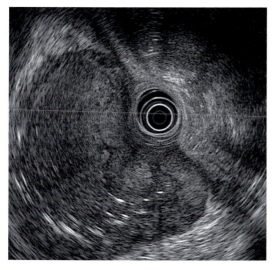

● EUS①
十二指腸下行部からのスキャンにおいて内部エコー不均一な低エコー腫瘍を認める。内部には高エコーの構造物を持つ液状成分を認める。

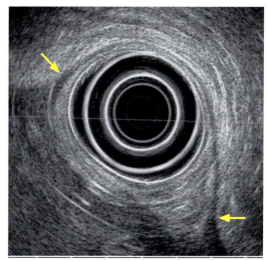

● EUS②
腫瘍は十二指腸の固有筋層（矢印）と連続しており，十二指腸由来と考えられる。EUS-FNAにてGISTと診断，術前化学療法後，手術が施行された。

各論

②症例 粘膜下腫瘍

GIST：直腸 high risk

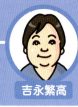
吉永繁高

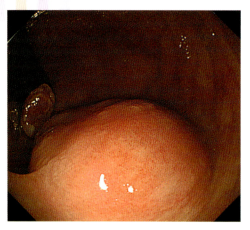

● 通常内視鏡

直腸Rb左壁に3cm大の粘膜下腫瘍を認める。頂部に明らかなdelleは認めない。

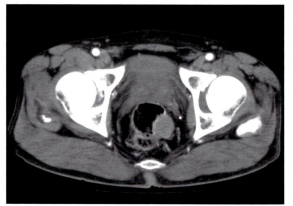

● CT

直腸左壁に壁外に発育する3cm大の腫瘤を認める。

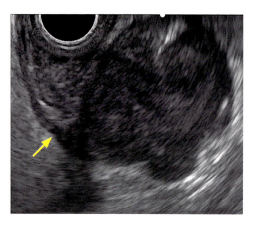

● EUS

病変は固有筋層と連続する低エコー腫瘍として描出される。境界は明瞭で辺縁は凹凸，内部エコーは不均一である。

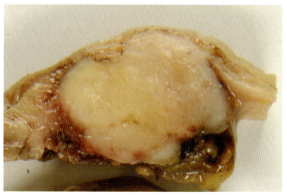

● 組織

切除切片割面像。固有筋層と連続し壁外に発育する白色充実性腫瘍を認める。組織学的にGIST，高リスク（high risk）であった。

各論

②症例 粘膜下腫瘍
神経鞘腫：胃①

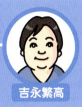
吉永繁高

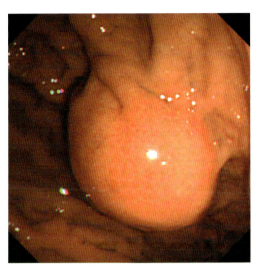

● 通常内視鏡
体上部前壁に2cm強の粘膜下腫瘍を認める。

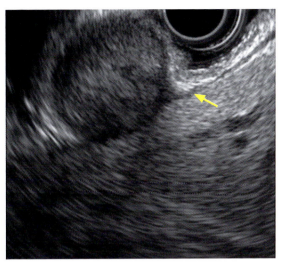

● EUS①
固有筋層と連続性を有する低エコー腫瘍を認める。

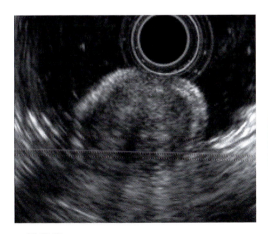

● EUS②
内部エコーは不均一である。

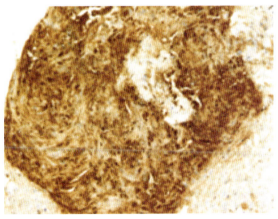

● 病理組織
EUS-FNAによる検体。組織学的に紡錘形の細胞を認め、免疫染色にてS100陽性であり、神経鞘腫と診断された。

各論

② 症例 粘膜下腫瘍

神経鞘腫：胃②

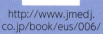

新美惠子

http://www.jmedj.co.jp/book/eus/006/

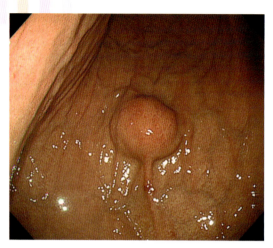

● 通常内視鏡

体中部大弯に30mm大の立ち上がり急峻で表面平滑な隆起を認める。表面にdelleは認めず，cushion signは陰性であった。

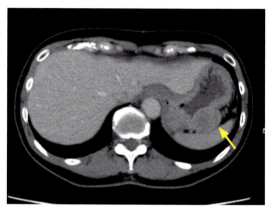

● CT

胃体部大弯に30mm大の腫瘤を認める。造影では漸増性に胃壁よりやや弱い造影効果を示す。

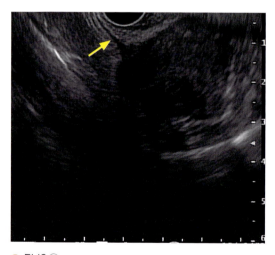

● EUS①

第4層と連続する低エコー病変。辺縁は平滑で，内部は均一である。

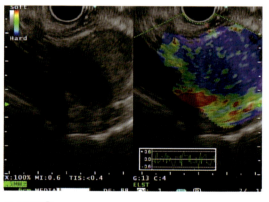

● EUS②

カラードプラでは一部血流を認めた。エラストグラフィでは硬い腫瘤として認識できた。

各論

②症例 粘膜下腫瘍

神経鞘腫：大腸

http://www.jmedj.co.jp/book/eus/003/

新美惠子

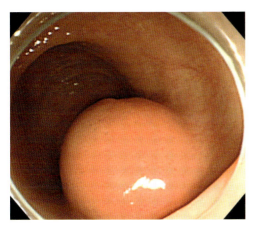

● 通常内視鏡

直腸Rsに20mm大の立ち上がり比較的急峻で表面平滑な隆起を認める。表面にdelleは認めず，cushion signは陰性であった。

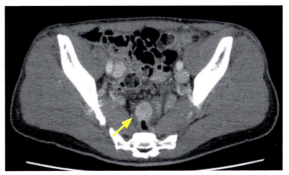

● CT

直腸Rsに2cm大の境界明瞭な増強効果を示す腫瘤を認める。

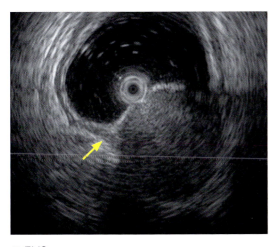
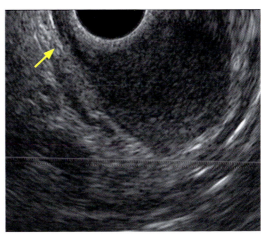

● EUS

第4層と連続する均質な低エコー病変。辺縁は整で，内部は無エコーを伴っている。カラードプラ，パワードプラでは一部血流を認めるが，乏しい。

各論

②症例 粘膜下腫瘍

脂肪腫疑い：十二指腸

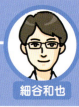
細谷和也

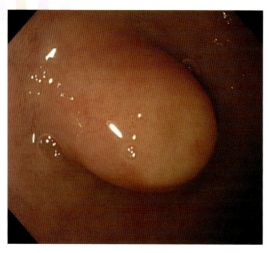

● 通常内視鏡①

十二指腸球部前壁に，10mm大の非腫瘍粘膜に覆われた表面平滑でやや黄色調の隆起性病変を認める。

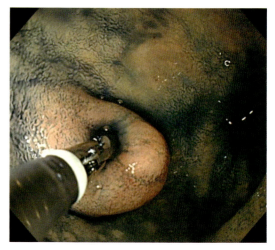

● 通常内視鏡②

染色後。cushion signは陽性であった。

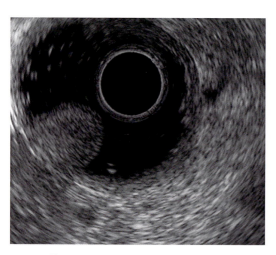

● EUS①

第3層を主座とする腫瘤で，第1，2層に比較しやや高エコーで内部均一である。
＊：UE260使用，6MHz

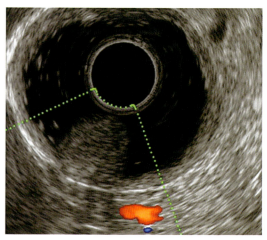

● EUS②

カラードプラでは血流を認めない。
＊：UE260使用，6MHz

各論

②症例 粘膜下腫瘍

脂肪腫：食道

吉永繁高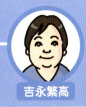

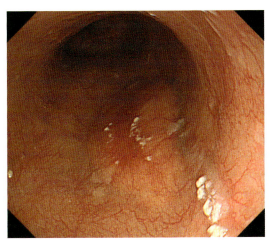

● 通常内視鏡①

下部食道後壁に扁平な粘膜下腫瘍を認める。色調はやや黄色調である。

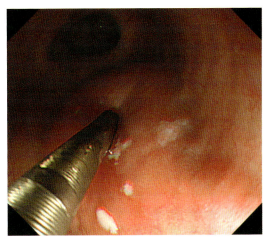

● 通常内視鏡②

細径プローブによる圧迫にて変形し，cushion sign陽性である。

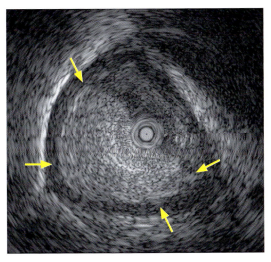

● EUS①

同部位のスキャンにて高エコー腫瘍を認める。

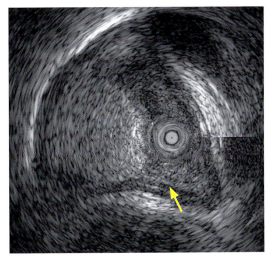

● EUS②

病変は粘膜下層内（矢印）に限局している。

②症例 粘膜下腫瘍

脂肪腫：胃①

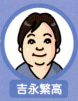
吉永繁高

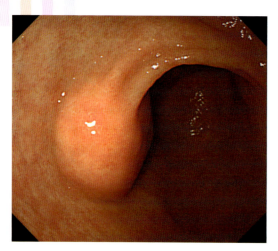

● 通常内視鏡①
胃角部前壁に扁平な粘膜下腫瘍を認める。色調はやや黄色調である。

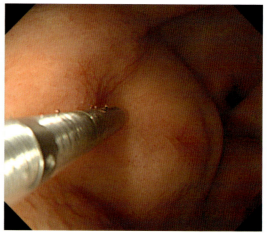

● 通常内視鏡②
細径プローブによる圧迫にて変形し、cushion sign 陽性である。

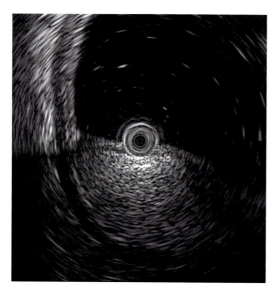

● EUS①
同部位のスキャンにて高エコー腫瘍を認める。

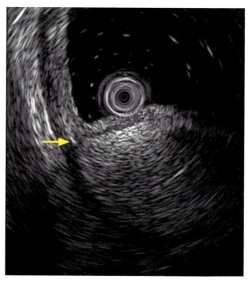

● EUS②
病変は粘膜下層内（矢印）に限局している。

各論

②症例 粘膜下腫瘍

脂肪腫：胃②

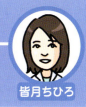
皆月ちひろ

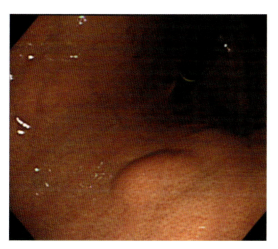

● 通常内視鏡

体中部小弯に15mm大の正色調，表面平滑でなだらかな隆起を認める。鉗子圧迫ではcushion sign陽性であった。

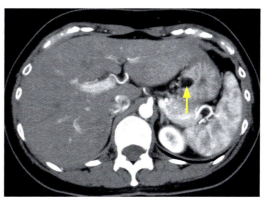

● CT

胃体部小弯側に15mm大の腫瘤を認める。造影効果は認めず，内部は均一な低濃度域を呈している。

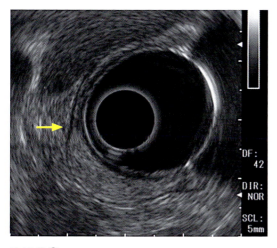

● EUS①

第3層を主座とした均質な高エコー病変を認める。

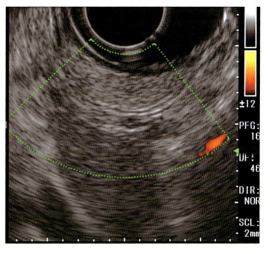

● EUS②

境界明瞭で，カラードプラでは血流を認めない。

②症例 粘膜下腫瘍　脂肪腫：胃②　95

②症例 粘膜下腫瘍

異所性膵：胃①

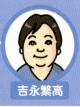
吉永繁高

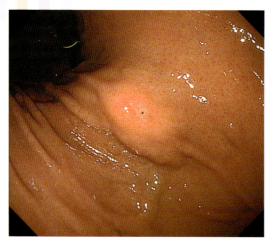

● 通常内視鏡

体中部小弯にやや縦長の2cm大の粘膜下腫瘍を認める。頂部やや後壁側に開口部様の所見を認める。

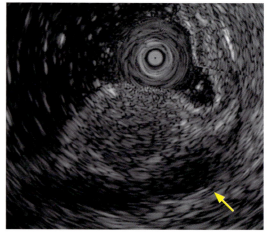

● EUS①

粘膜下層内に低エコー腫瘤を認め，筋層の肥厚（矢印）を伴っている。

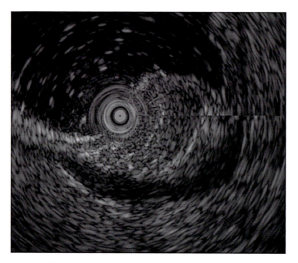

● EUS②

内部エコーはやや不均一で，高エコースポットが散見される。

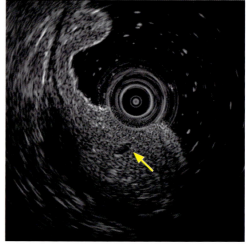

● EUS③

内部にダクト（duct）様構造（矢印）を認める。

各論

②症例 粘膜下腫瘍

異所性膵：胃②

http://www.jmedj.co.jp/book/eus/002/

皆月ちひろ

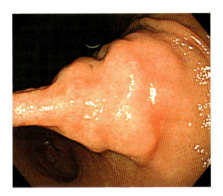

● 通常内視鏡①

体下部〜胃角部小弯後壁に，正常粘膜に覆われた立ち上がりなだらかでやや凹凸のある粘膜隆起を認める。表面にdelleは認めない。

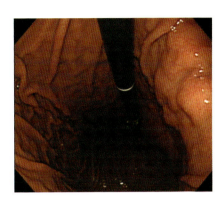

● 通常内視鏡②

送脱気で軟らかく，硬さは感じられなかった。

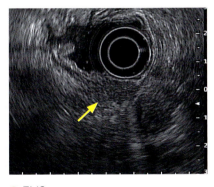
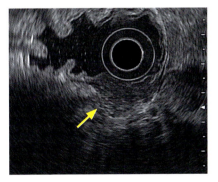

● EUS

病変は，第4層と連続する均質な低エコー病変として認識できる。一部第3層が不明瞭になり，第3層にかかっている部位もあるが，病変の端は第4層と連続している。大きさは27mm程度で，境界はやや不明瞭，辺縁はやや凹凸が目立つ。内部には明らかな無エコー域は認めないが，一部高エコー域が散見される。

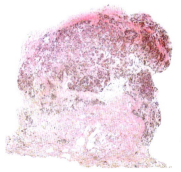

● 病理組織

組織学的には膵腺房組織と線維性間質が認められた。

各論

② 症例 粘膜下腫瘍

異所性膵：胃③

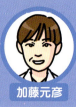
加藤元彦

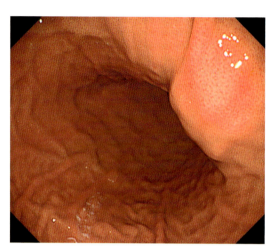

● 通常内視鏡

胃体下部小弯に立ち上がりなだらかな隆起性病変を認める。

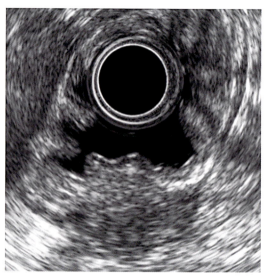

● EUS

内部に高エコーを伴う低エコー腫瘤を認める。腫瘤は第4層と連続している。

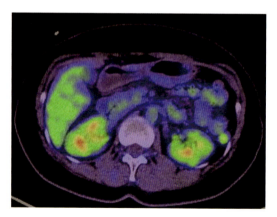

● PET-CT

胃体下部後壁に壁肥厚を認めるが、同部のFDG集積は認めない。

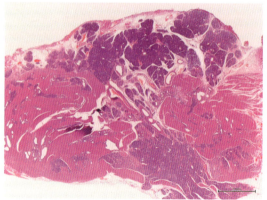

● 病理組織

粘膜下層から筋層に腺房細胞、ランゲルハンス島、導管からなる膵組織を認める。異所性膵組織の所見である。

各論

②症例 粘膜下腫瘍

異所性膵：胃④

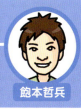
飽本哲兵

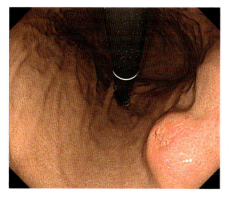

● 通常内視鏡

体中部小弯に20mm大の隆起性病変を認める。頂部にはびらんを伴う。cushion signは陰性であった。

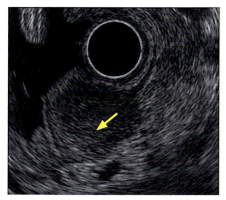

● EUS①

第4層と連続した境界明瞭で不均一な低エコー腫瘤を認める。内部に導管と思われる無エコー領域を認める。

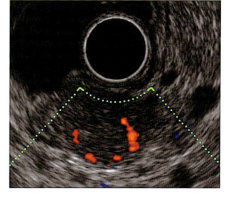

● EUS②

カラードプラで血流を認める。

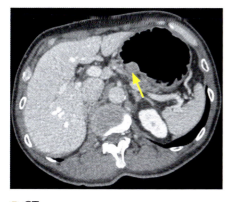

● CT

胃体部小弯に軽度の造影効果を伴った，20mm大の内腔に突出する腫瘤を認める。

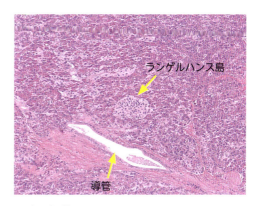

● 病理組織

粘膜直下から漿膜下層にかけて，膵腺房細胞，ランゲルハンス島，導管が揃った膵組織を認め，異所性膵と診断した。

各論

②症例 粘膜下腫瘍
異所性胃腺

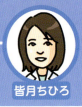
皆月ちひろ

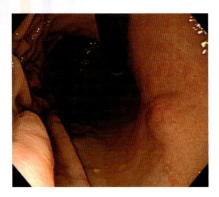
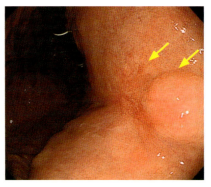

● 通常内視鏡

体下部小弯に10mm程度の発赤調の陥凹面があり，その肛門側になだらかな隆起を認める。cushion signは陽性であった。

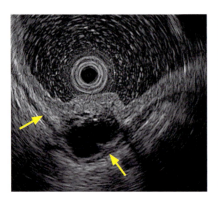
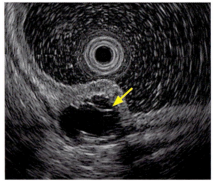

● EUS

10mm大の第3層内に囲まれた無エコー病変として認識できる。内部には隔壁と思われる高エコー域を認める。同病変下には第3層を挟んで第4層を明瞭に追うことができる。

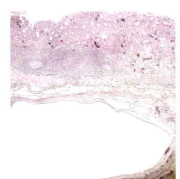

● 病理組織

口側の早期胃癌とともにESDを施行した。粘膜下層には嚢胞状拡張を示す粘膜下異所性胃腺を認めるが，この中には癌の進展はみられない。

各論

②症例 粘膜下腫瘍

悪性リンパ腫：胃

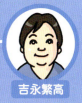
吉永繁高

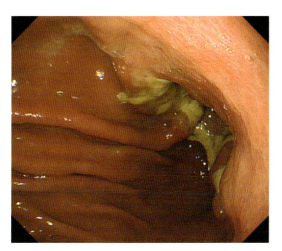

● 通常内視鏡①
胃角部に不整な潰瘍性病変を認める。

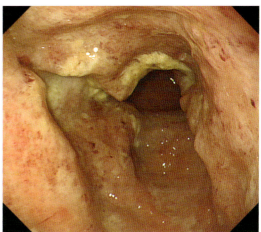

● 通常内視鏡②
潰瘍は全周性であるが，管腔の狭小化は軽度である。

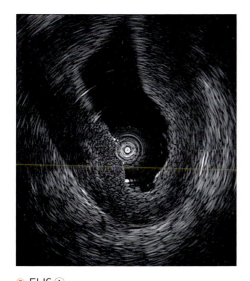

● EUS①
正常胃壁構造は消失し，低エコー腫瘍に置き換わっている。

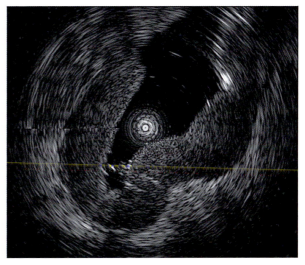

● EUS②
内部エコーはほぼ均一である。

各論

②症例 粘膜下腫瘍
悪性リンパ腫：胃MALTリンパ腫①

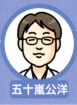
五十嵐公洋

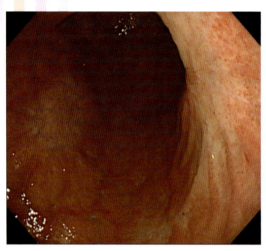

● 通常内視鏡

体下部後壁に，襞集中を伴う境界やや不明瞭な褪色陥凹を認める。前壁側や大弯にも同様の褪色陥凹を認める。明らかな壁硬化はみられなかった。
生検でlymphoepithelial lesion（リンパ上皮病巣）を伴う異型リンパ球を認め，MALTリンパ腫と診断された。

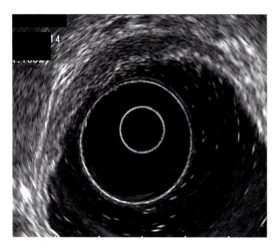
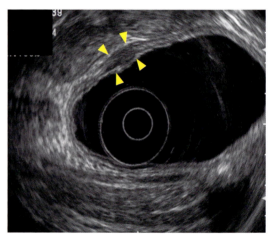

● EUS

第2, 3層に，境界やや不明瞭な低エコー域を認める。内部は比較的均一である。第3層は途絶している。第4層と似たエコーレベルを呈しているため第4層への浸潤の有無は不明瞭である。通常内視鏡所見を加味し，深達度SMと診断した。
本例は病気Ⅰ期（Lugano分類），*Helicobacter Pylori*陰性，*API2/MALT1*遺伝子異常あり，放射線30Gyを施行し寛解となった。
＊：UE260使用，12MHz

各論

②症例 粘膜下腫瘍
悪性リンパ腫：胃MALTリンパ腫②

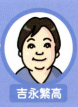
吉永繁高

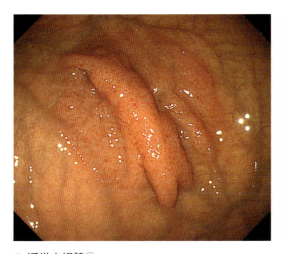

● 通常内視鏡①
体上部大弯にやや発赤調の扁平隆起を認める。

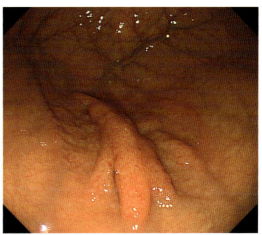

● 通常内視鏡②
周囲粘膜との境界はやや不明瞭である。

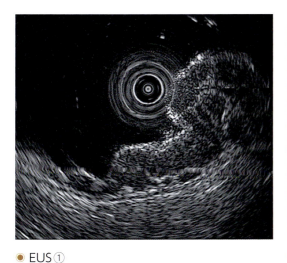

● EUS①
病変部のスキャンにて粘膜の肥厚，低エコー化を認める。

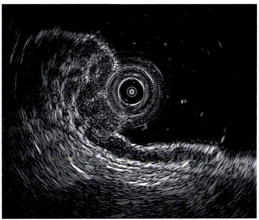

● EUS②
内部エコーは比較的均一で，粘膜下層以深に明らかな変化は認めない。

各論

② 症例 粘膜下腫瘍
悪性リンパ腫：胃濾胞性リンパ腫

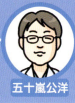
五十嵐公洋

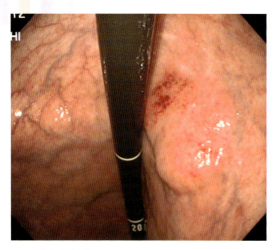

● 通常内視鏡①

胃体下部大弯後壁寄りに，非腫瘍粘膜で被覆された立ち上がり比較的急峻でいびつな隆起性病変を認める。

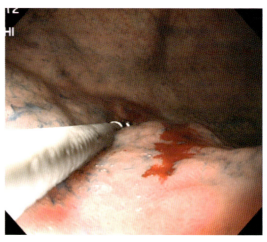

● 通常内視鏡②

明らかな陥凹やびらん形成を伴わず，鉗子での圧迫で弾力はあるものの変形する。

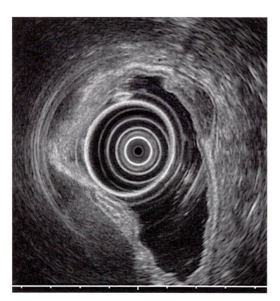

● EUS①

病変は第3層を中心とした辺縁整で境界明瞭な低エコー腫瘤として描出される。内部エコーにはわずかに高エコーが混ざる。
＊：UE2000使用，7.5MHz

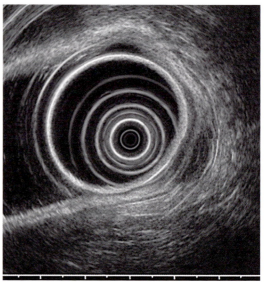

● EUS②

第1層は，菲薄化した部位はあるが残存している。第4層をやや圧排しているものの，第3層の高エコー域が残存し，深達度SMと診断した。本例は病期Ⅰ期（Lugano分類）の診断で，R-CHOP療法および放射線30Gyを施行し寛解となった。
＊：UE2000使用，12MHz

②症例 粘膜下腫瘍

悪性リンパ腫：十二指腸濾胞性リンパ腫

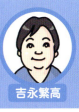
吉永繁高

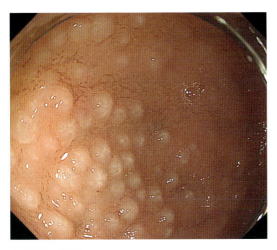

● 通常内視鏡

十二指腸球部前壁に大小不同の白色小隆起が散見される。

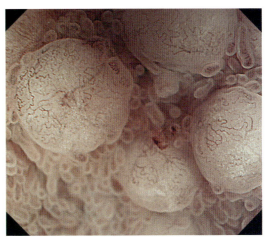

● NBI 拡大内視鏡

表面は平滑で、拡張・蛇行を呈する不整な血管を認める。介在する粘膜に明らかな所見は認めない。

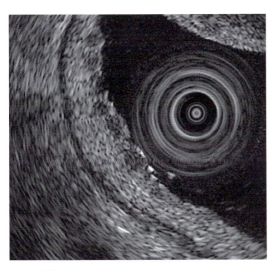

● EUS①

粘膜内に大小不同の類円形の低エコー腫瘍が散見される。

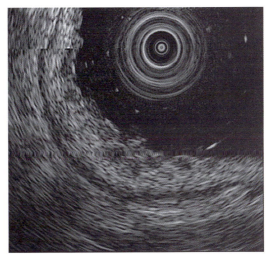

● EUS②

内部エコーは比較的均一である。

各論

②症例 粘膜下腫瘍

囊胞：胃

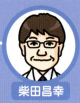
柴田昌幸

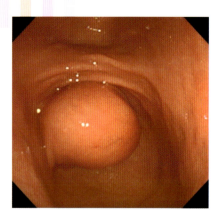

● 通常内視鏡①
胃前庭部前壁に，正色調で表面平滑，なだらかに立ち上がる隆起性病変を認める。

● 通常内視鏡②
病変は軟らかく可動性があり，蠕動により幽門輪内へ引き込まれる。

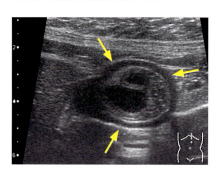

● US
胃幽門部第3層に18mm大の境界明瞭，内部均一で隔壁を伴った囊胞性腫瘤を認める。腫瘤周囲の壁構造は保たれており，囊胞内に充実成分などは認めない。

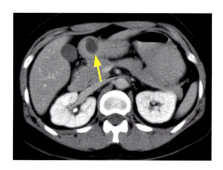

● 造影CT
胃幽門部前壁に，境界明瞭で辺縁整な造影効果のないlow densityな腫瘤を認める。

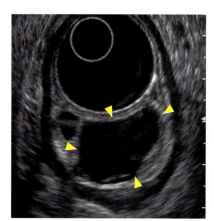

● EUS
病変は第3層に存在する境界明瞭な無エコー腫瘤として認識される。内部エコーは均一で，ドプラでは血流を認めず，充実成分も認めない。内部に隔壁がみられる。
＊：GF-UE260使用，12MHz

各論

②症例 粘膜下腫瘍
gastritis cystica profunda

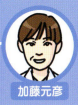
加藤元彦

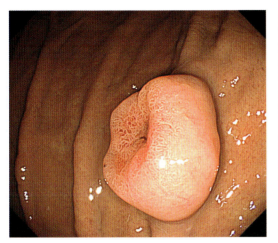

● 通常内視鏡

胃体上部大弯に立ち上がり急峻な隆起性病変を認める。病変頂部にはdelleを認めるが，潰瘍形成は認めない。

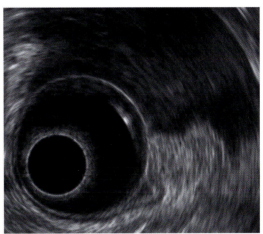

● EUS

第3層内部にモザイク状の高エコー腫瘤を認める。

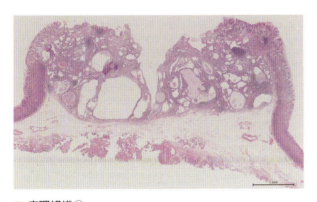

● 病理組織①

NEWS（非穿孔式内視鏡的胃壁内反切除術；non-exposed endoscopic wall-inversion surgery）により切除された標本のルーペ像。不規則に拡張した腺が粘膜下層において結節状に配列している。

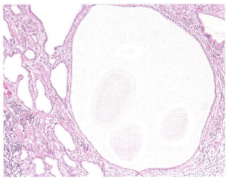

● 病理組織②

拡張した腺は異型に乏しく，周囲に平滑筋および軽度の炎症細胞浸潤を伴っており，gastritis cystica profundaと診断された。

各論

②症例 粘膜下腫瘍

リンパ管腫：胃

http://www.jmedj.co.jp/book/eus/001/

新美惠子

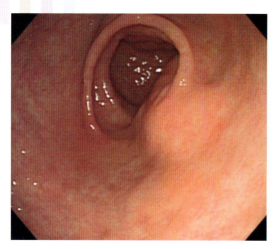

● 通常内視鏡

前庭部後壁に35mm大の表面平滑でなだらかな隆起を認める。表面にdelleは認めず，cushion signは陽性であった。

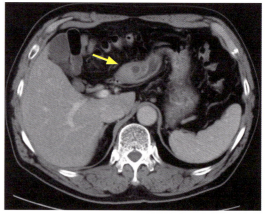

● CT

前庭部に35mm大の腫瘤を認める。内部は囊胞様の低濃度域を認める。

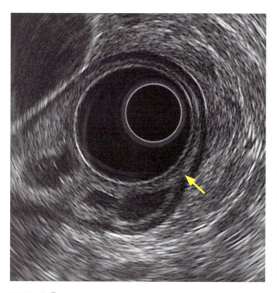

● EUS①

第3層と連続する無エコー病変。辺縁は平滑で，内部は隔壁を伴っている。

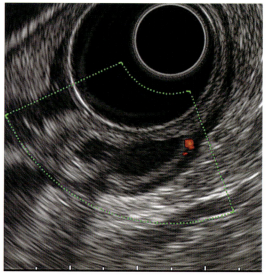

● EUS②

カラードプラでは血流を認めない。

各論

②症例 粘膜下腫瘍
リンパ管腫：十二指腸①

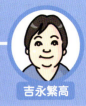
吉永繁高

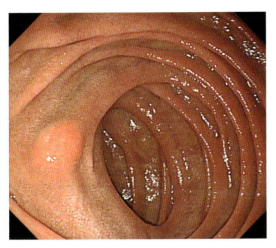

● 通常内視鏡①

十二指腸下行部乳頭側に白色調の粘膜下腫瘍様隆起を認める。

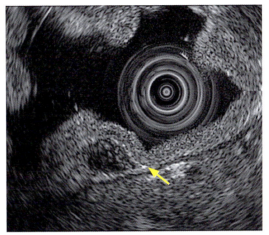

● EUS①

病変の主座は粘膜下層（矢印）にある。

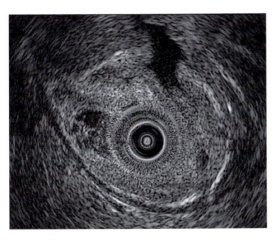

● EUS②

病変は多房性嚢胞として描出される。

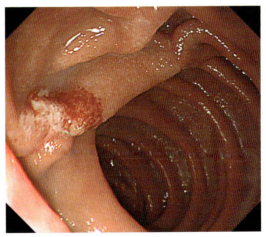

● 通常内視鏡②

生検後。白色調の液体の流出を認める。

各論

②症例 粘膜下腫瘍

リンパ管腫：十二指腸②

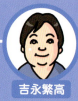
吉永繁高

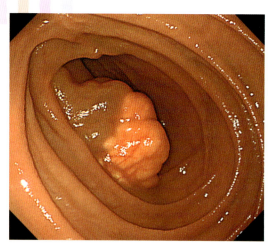

● 通常内視鏡①
十二指腸下行部乳頭部に2cm大の白色調および囊胞状の粘膜下腫瘍様隆起を認める。

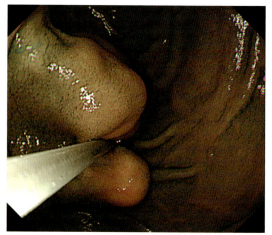

● 通常内視鏡②
鉗子による圧迫にて容易に変形し，cushion sign陽性である。

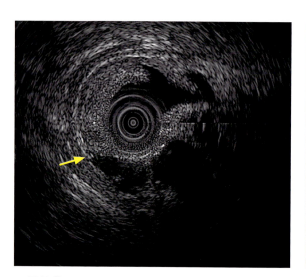

● EUS①
病変は粘膜下層（矢印）内に認める。

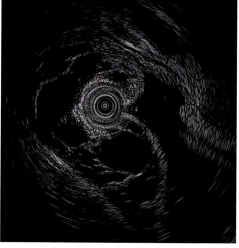

● EUS②
病変は大小の囊胞が集簇した多房性囊胞として描出される。

各論

②症例 粘膜下腫瘍
血管腫疑い

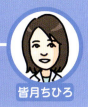
皆月ちひろ

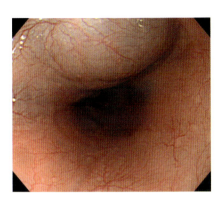

● 通常内視鏡

切歯30〜35cm，前壁から左壁に長径5cm大，半周性の青色調を呈する粘膜下隆起を認める。

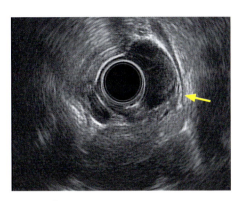

● EUS①

切歯30〜35cm，前壁から左壁に無〜低エコー病変を認める。

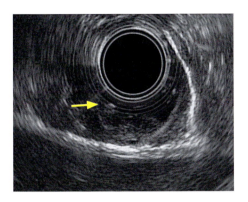

● EUS②

所々に石灰化を疑う斑状の強い高エコー域を認める。明らかな腫瘍様の形態は呈しておらず軟らかい。

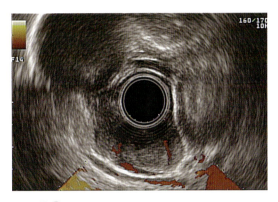

● EUS③

パワードプラでは無エコー域に一致して血流を検出する。主座は認識しにくいが，第4層以浅と考えられた。

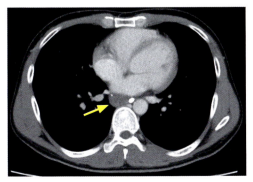

● CT

食道と左房の間に35×10mm大の占拠性病変を認める。境界は明瞭で，内部は一部に石灰化を伴うもののおおむね均一であり，dynamic CTでは漸増性にわずかな増強効果がみられた。

②症例 粘膜下腫瘍 血管腫疑い 111

各論

② 症例 粘膜下腫瘍

血管腫：胃

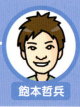
飽本哲兵

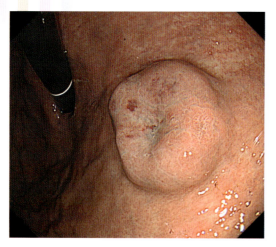

● 通常内視鏡

体中部小弯に，紫がかかった青色調の立ち上がり急峻な粘膜下隆起を認める。頂部に陥凹を認め，cushion signは陽性であった。

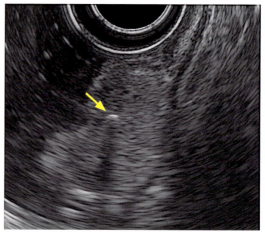

● EUS

第2層と第3層を主座とした不均一な等エコー腫瘤を認める。腫瘤内の石灰化と考えられる，音響陰影を引く高エコーを認める。

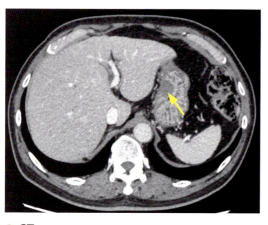

● CT

胃体部小弯に，20mm大の内腔に突出する低吸収な腫瘤を認める。

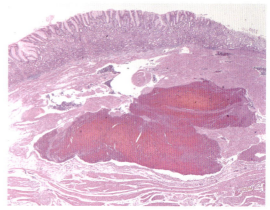

● 病理組織

粘膜下層に，著明に拡張し壁が不整に肥厚した血管を認める。血管腔には器質化が始まった血栓形成を認め，血管腫と診断した。

各論

②症例 粘膜下腫瘍
炎症性線維性ポリープ（IFP）：胃

岸田圭弘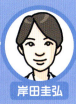

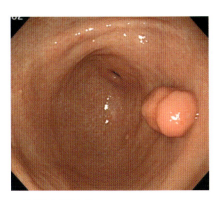

● 通常内視鏡①

前庭部後壁に15mm大の立ち上がり明瞭なふたこぶ状の隆起性病変を認める。鉗子で圧迫すると軟らかい病変であった。

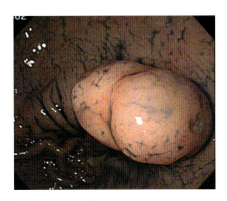

● 通常内視鏡②

染色後。色素散布像では、表面は非腫瘍粘膜に被覆され一部にびらんを伴うが、明らかなdelleは認めない。生検を施行したが、腺窩上皮増生や再生腺管をみる表層胃粘膜組織で、固有間質にも慢性炎症を認めるのみであった。

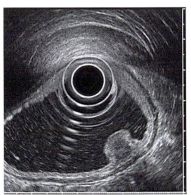

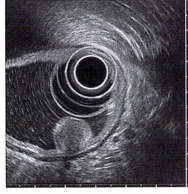

● EUS

第2層を主座として内部は比較的均一な低エコーを呈し、一部にやや高エコーを含む腫瘤を認める。腫瘤と粘膜面の境界は不明瞭で第3層の走行は保たれていた。

※：UM2000使用、12MHz

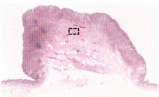

desmin

● 病理組織

内視鏡切除検体。表層の上皮に異型はみられない。固有層が肥厚し、紡錘形線維芽細胞様の細胞が血管や腺管を取り巻くように増殖している。部分的に粘膜筋板を超えて、粘膜下層にも同様の紡錘形細胞が増生している。同部位には好酸球や好中球、リンパ球の浸潤を認める。以上より、炎症性線維性ポリープ（inflammatory fibroid polyp：IFP）と診断した。

各論

②症例 粘膜下腫瘍

NET（カルチノイド）：胃

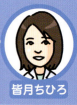
皆月ちひろ

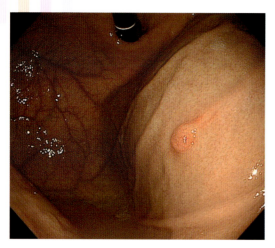

● 通常内視鏡①

体上部前壁に5mm大の表面平滑な隆起性病変を認める。

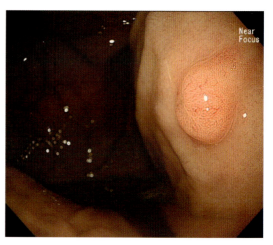

● 通常内視鏡②

表面粘膜にはやや血管が目立つが，正色調～黄色調であり，表面に明らかなdelleは認めない。

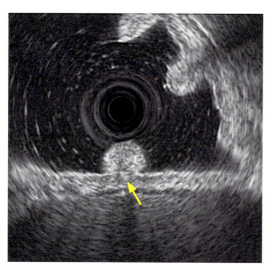

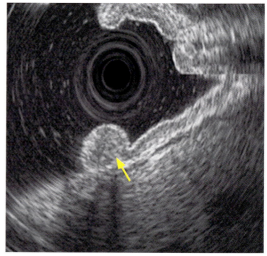

● EUS

体上部前壁に4mm大の内部が均質な低エコー病変を認める。腫瘍の表面は平滑で，腫瘍の下に第4層を明瞭に追うことができ，主座は第3層以浅と考えられた。腫瘍の第4層への浸潤は認めなかった。病理診断は，NET G1，pSMであった。

各論

②症例 粘膜下腫瘍
NET（カルチノイド）：十二指腸①

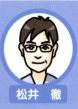
松井 徹

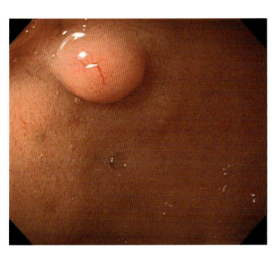

● 通常内視鏡

十二指腸球部前壁に5mm大の立ち上がり明瞭な粘膜下腫瘍（SMT）様隆起を認める。非腫瘍に覆われ、表面平滑で拡張血管を認める。

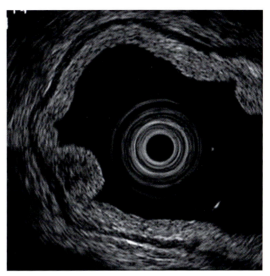

● EUS

第2，3層に主座を置く内部やや不均一な低エコー腫瘤として描出される。第4層は保たれている。
＊：細径プローブ使用，20MHz

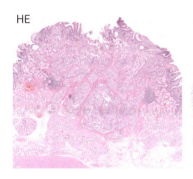
HE

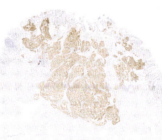
chromogranin A

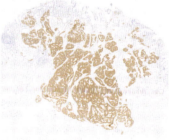
synaptophysin

● 病理組織

十二指腸部分切除術が施行され、病理診断は、NET G1, 5mm, pSMであった。

各論

②症例 粘膜下腫瘍

NET（カルチノイド）：十二指腸②

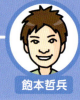
飽本哲兵

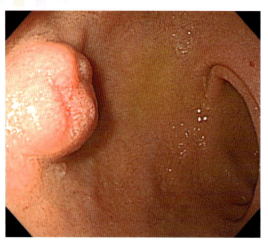

● 通常内視鏡

十二指腸球部前面に10mm大の粘膜下隆起を認める。頂部は凹凸不整である。

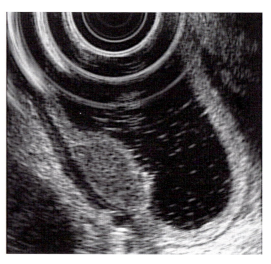

● EUS

第3層に境界明瞭な低エコー腫瘤を認める。内部エコーは均一である。

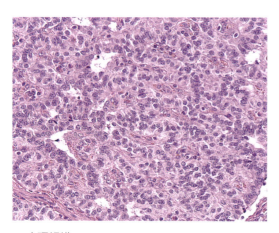

● 病理組織

好酸性顆粒を有する細胞質と，比較的均一な小型の核からなる索状に配列した腫瘍細胞を認め，NETと診断した。ESDが施行され，病理診断は，NET G1，12mm，pSM，ly（−），v（+）であった。

各論

②症例 粘膜下腫瘍

NET（カルチノイド）：直腸①

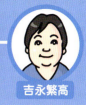
吉永繁高

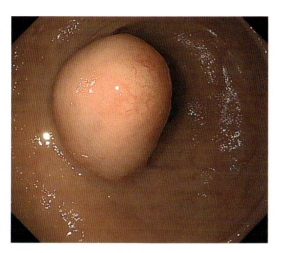

● 通常内視鏡

直腸Raに2cm弱の粘膜下腫瘍を認める。頂部にdelleは認めないが、やや黄色調で拡張した血管を認める。

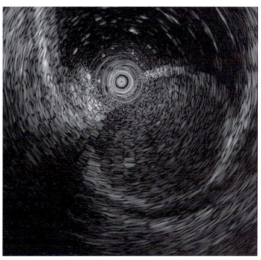

● EUS①

病変のスキャンにて粘膜下層内に類円形の低エコー腫瘍を認める。

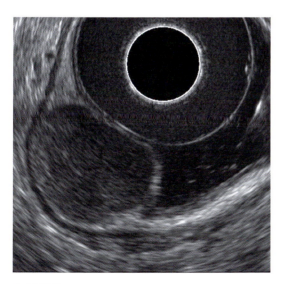

● EUS②

内部エコーは比較的均一で、明らかな固有筋層への浸潤は認めなかった。

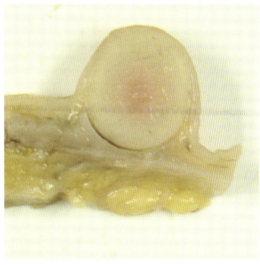

● 病理組織

切除切片割面像。粘膜下層に境界明瞭な白色充実性腫瘍を認める。病理診断は，NET G1，14mm，pSMであった。

各論

②症例 粘膜下腫瘍
NET（カルチノイド）：直腸②

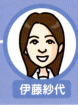
伊藤紗代

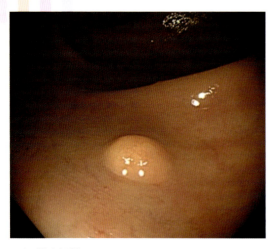

● 通常内視鏡
下部直腸（Rb）左壁に5mm大の黄色調を呈するなだらかな隆起を認める。

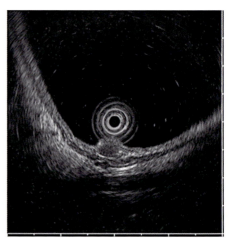

● EUS①
第3層を主座とする低エコー腫瘤（5.1×3.2mm）として描出される。

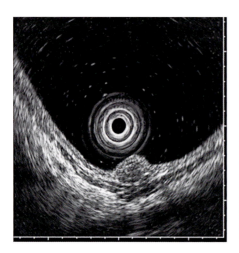

● EUS②
第4層への浸潤は認めない。

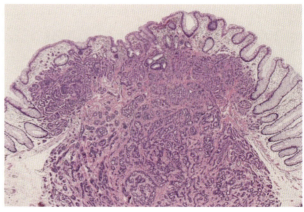

● 病理組織
ESMRL検体。粘膜固有層から粘膜下層にかけて浸潤増殖するカルチノイド腫瘍である。腫瘍細胞は管状ないし索状胞巣を形成している。病理診断は，NET G1，4mm，pSMであった。

各論

②症例 粘膜下腫瘍

顆粒細胞腫：食道

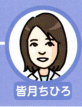
皆月ちひろ

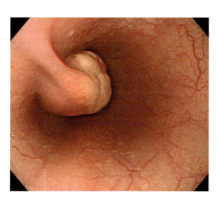

● 通常内視鏡①

切歯より41cmに，15mm程度のbridging foldを伴う緊満感のある白色調の隆起を認める。

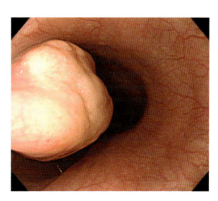

● 通常内視鏡②

表面粘膜には潰瘍やびらんは認めないが，凹凸が目立つ。鉗子圧迫では硬い腫瘤であり，cushion sigh陰性であった。

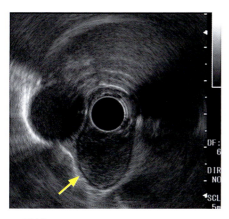

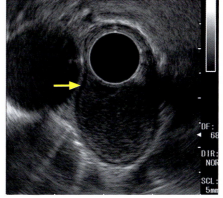

● EUS

15mm大の均質な低エコー病変を認める。辺縁の不整は目立たず，内部エコーはおおむね均一ではあるが，一部高エコーが散見する。第3層と連続し，病変外に第4層は明瞭に追うことができる。

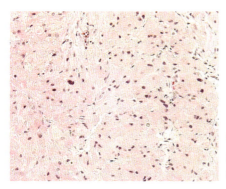

● 病理組織

組織学的には，上皮下間質に大型細胞の集簇巣を認め，個々の細胞は豊富で顆粒状の細胞質と小型の核を有している。

②症例 粘膜下腫瘍

顆粒細胞腫：胃

吉永繁高

張　萌琳　谷口浩和

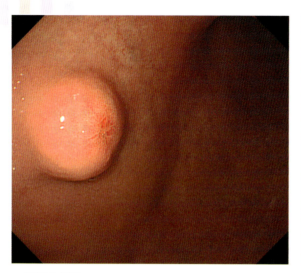

● 通常内視鏡

体下部前壁に 1.5cm 程度の粘膜下腫瘍を認める。頂部に明らかな delle は認めない。
＊：発赤は生検痕

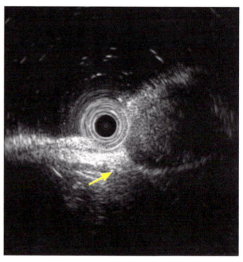

● EUS①

病変のスキャンにて粘膜下層（矢印）内に類円形の低エコー腫瘍を認める。

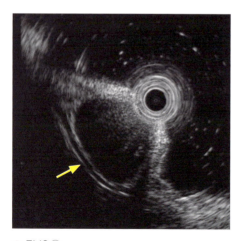

● EUS②

内部エコーは比較的均一で，明らかな固有筋層（矢印）への浸潤は認めなかった。

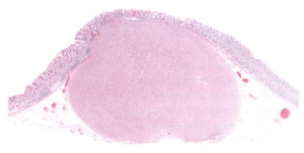

● 病理組織

切除標本ルーペ像。粘膜下層〜粘膜固有層にかけて好酸性顆粒状の胞体を有する紡錘形細胞が，胞巣状に増殖している。

各論

②症例 粘膜下腫瘍
炎症性腫瘍：胃①

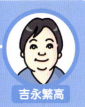
吉永繁高

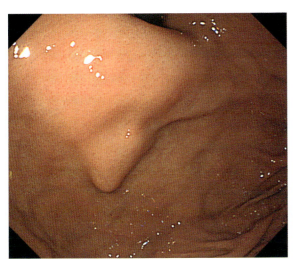

● 通常内視鏡①
穹隆部大弯にややいびつな粘膜下腫瘍を認める。

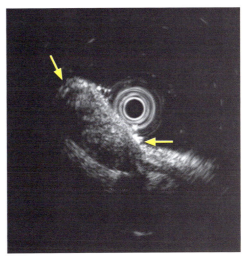

● EUS①
病変は粘膜下層〜固有筋層に主座を置く楕円形の低エコー腫瘍（矢印）として描出される。

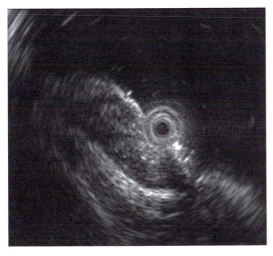

● EUS②
内部エコーは比較的均一だが，点状高エコーが散見される。

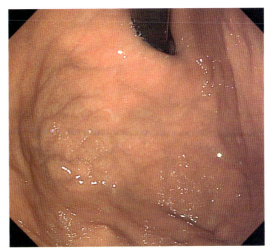

● 通常内視鏡②
初回検査より1年3カ月後には，病変は消失していた。

各論

②症例 粘膜下腫瘍

炎症性腫瘍：胃②

皆月ちひろ

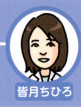

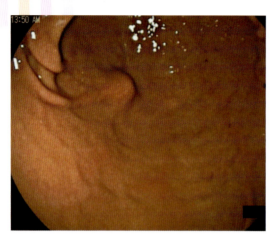

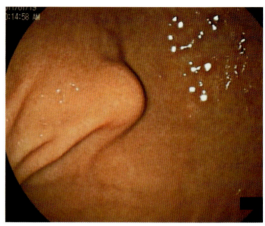

● 通常内視鏡①

胃角大弯前壁寄りに12mm大，正常粘膜に覆われた表面平滑で立ち上がりなだらかな隆起性病変を認める。2年ごとに定期的な内視鏡検査を行っていたが，前回は同部位に隆起性病変を認めなかった。鉗子圧迫で軟らかく，弾性軟である。

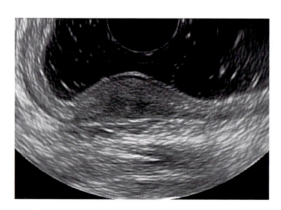

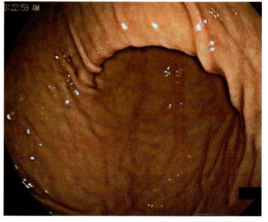

● EUS

病変は第3層を主座とし，内部に小さな高エコーを認める部位が存在するが，主に低エコー病変として認識できる。第4層と接しているものの，第4層は比較的明瞭に追うことができる。第3層の肥厚（1.8×0.8mm）は認めるものの，周囲となだらかに連続しており，腫瘍としての境界は明瞭でない。カラードプラでは血流を認めない。

● 通常内視鏡②

1年4カ月後。胃角部大弯前壁寄りに認めていた病変は消失しており，経過からも炎症性腫瘍と考えられた。

各論

②症例 粘膜下腫瘍
アニサキス：胃

吉永繁高　張　萌琳　谷口浩和

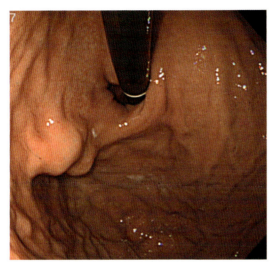

● 通常内視鏡

穹隆部後壁に 2 cm 程度のふたこぶ状の粘膜下腫瘍を認める。頂部はやや陥凹しているが明らかな delle などは認めない。

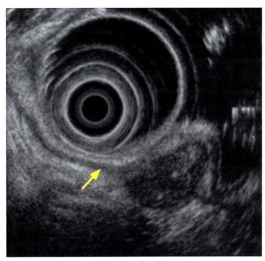

● EUS ①

病変部のスキャンにて，固有筋層（矢印）と連続するやや楕円形の低エコー腫瘍を認める。

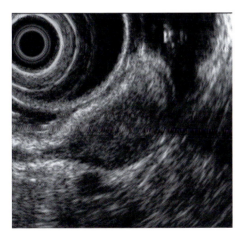

● EUS ②

内部エコーは不均一で一部高エコースポットを認める。

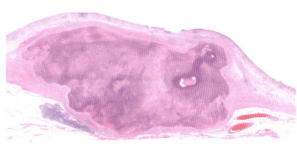

● 病理組織

切除標本ルーペ像。粘膜下層～固有筋層にかけて類上皮細胞に覆われた凝固壊死層を認める。中心位は変性壊死に陥ったアニサキス虫体を認める。

各論

②症例 粘膜下腫瘍
ブルンネル腺過形成①

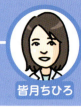
皆月ちひろ

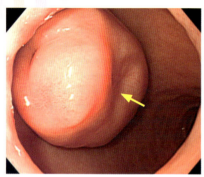

● 通常内視鏡

十二指腸球部前壁に20mm程度の正色調の隆起性病変を認める。頂部には腺管開口部様の陥凹を認めるが，表面粘膜に潰瘍やびらんは認めない。鉗子圧迫ではcushion sign陽性であった。

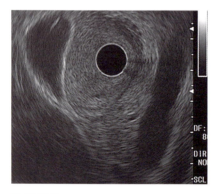

● EUS①

20mm大の第3層と連続する均質な低エコー病変を認める。

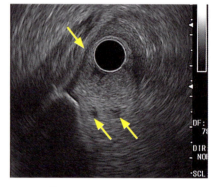

● EUS②

内部には一部拡張した導管と思われる無エコーを伴っているが，辺縁に不整は認めない。カラードプラ，パワードプラでは，血流は乏しい。

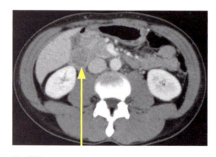

● CT

十二指腸球部に，内腔に突出する23mm大の腫瘤を認める。十二指腸粘膜と同等の造影効果を示し，内部には低吸収域が集簇している。

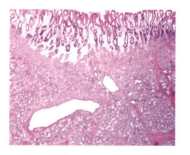

● 病理組織 (田中麻理子先生より提供)

1年ごとに経過観察の方針だったが，黒色便・貧血を認めた。内視鏡時に腫瘤からの出血を認め，症状の原因と考えられたことから局所切除を施行した。粘膜下を主体にブルンネル腺に類似した腺房と導管が結節状に増生しており，拡張した導管が散見される。被覆する上皮には胃腺窩上皮化生がみられる。

各論

②症例 粘膜下腫瘍
ブルンネル腺過形成②

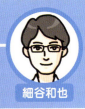
細谷和也

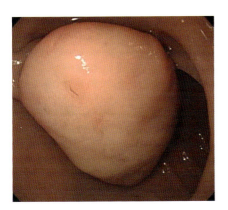

● 通常内視鏡①

球部前壁に25mm大の亜有茎性腫瘤を認める。表面平滑で、開口部のような小さな凹みを認める。

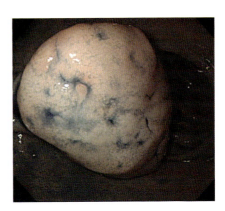

● 通常内視鏡②

染色後。色素散布により、表面に散在する小陥凹がより明瞭となる。

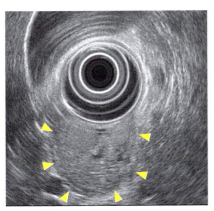

● EUS

境界明瞭で辺縁整の高エコー腫瘤として描出される。内部に低〜無エコー領域を複数伴っている。
＊：UM2000使用、5MHz

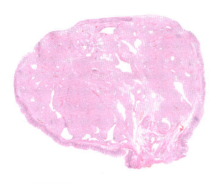
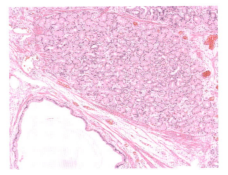

● 病理組織

EMR検体。粘膜下層にブルンネル腺の過形成と拡張した腺管を認める。

各論

②症例 粘膜下腫瘍
粘膜脱症候群（MPS）：大腸

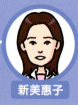
新美惠子

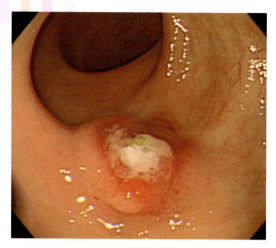

● 通常内視鏡①

下部直腸に15mm大のびらんを伴うなだらかな隆起を認める。鉗子で圧迫すると比較的軟らかい。

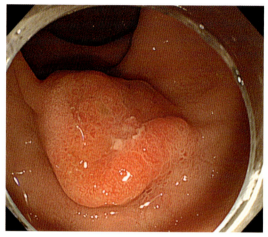

● 通常内視鏡②

1カ月後には、びらんは消失しており、形態もやや変化している。

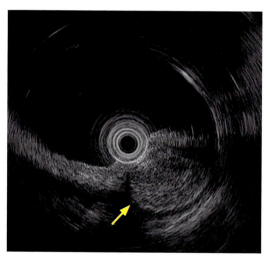

● EUS①

隆起直下には、第3層を主座とする10mm大の不均質な低エコー病変を認める。

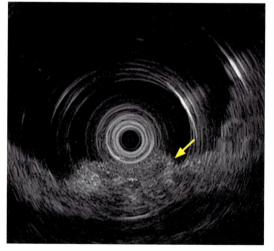

● EUS②

びらん部は第1〜2層が不明瞭化している。

各論

②症例 粘膜下腫瘍
粘膜脱症候群（MPS）：直腸

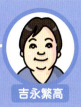
吉永繁高

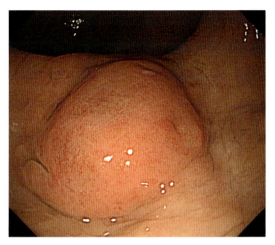

● 通常内視鏡①
直腸Rb前壁に，丈の低い発赤調の粘膜下腫瘍を認める。

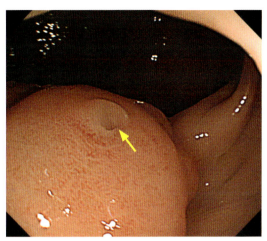

● 通常内視鏡②
頂部に開口部様所見（矢印）を認め，粘液の流出を認める。

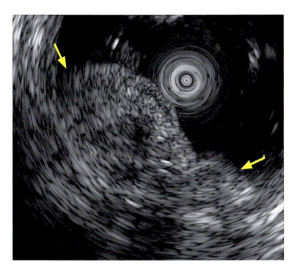

● EUS①
病変部のスキャンにて粘膜下層は肥厚し，内部エコーは不均一で一部に無エコー域を認める（矢印）。

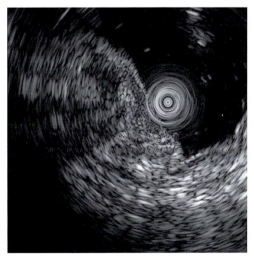

● EUS②
音響陰影（acoustic shadow）を認め，内部に線維化などが存在する可能性が示唆される。

各論

② 症例 粘膜下腫瘍

虫垂粘液性腫瘍

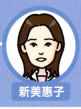
新美惠子

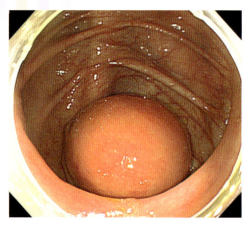

● 通常内視鏡

盲腸に30mm大の表面平滑な隆起を認める。表面にdelleは認めず，弾性硬でcushion signは陰性であった。

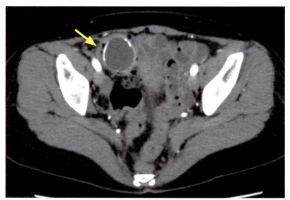

● CT

虫垂は拡張し，一部卵殻状石灰化と平滑な壁肥厚を伴っている。

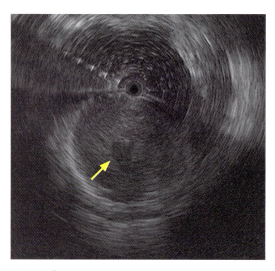

● EUS①

第3層と連続する不均質な低エコー腫瘤。辺縁は整で，内部は無エコーを伴っている。

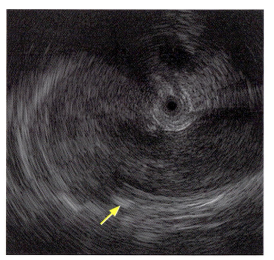

● EUS②

腫瘤表面には一部石灰化と思われる高エコーを認め，虫垂は肥厚している。

各論

③ 上皮性腫瘍

深達度診断

石橋　嶺

内視鏡治療の適応を決定する上で，深達度診断は非常に重要である。色素法および光デジタル法を併用した拡大内視鏡検査による深達度診断の精度は比較的良好であるが，中には診断に迷う症例も存在する。このような場合に超音波内視鏡（EUS）は診断の一助となりうる。ここでは，EUSを用いた上皮性腫瘍の深達度診断について解説する。

食道癌

内視鏡治療

食道癌の内視鏡治療は，粘膜下層までの癌（食道表在癌）に限られており，リンパ節転移の観点から深達度に応じて治療方針が異なる。

粘膜層（M層）のうち，粘膜上皮内（EP）や粘膜固有層内（LPM）の病変では，脈管侵襲陰性でリンパ節転移はきわめて稀であり，内視鏡治療で根治が得られるため，内視鏡治療の絶対適応とされている。

粘膜筋板（MM）に達したものや粘膜下層（SM）にわずかに浸潤するもの（SM1；200μmまで）については相対適応とされているが，リンパ節転移は10％程度との報告もあり，病理結果によっては外科的治療や放射線治療，化学療法などの追加治療を検討する必要がある[1]。SM層に深く浸潤したもの（SM2/SM3；200μm以深）では50％程度のリンパ節転移があり，進行癌（固有筋層以深へ浸潤した癌）に準じて治療を行うことが推奨される[1] [4]。

EUSでは

EUSでは，食道壁は主に5層（粘膜層：第1，2層，粘膜下層：第3層，固有筋層：第4層，外膜：第5層）に描出される。腫瘍エコーが第2層にとどまり，第3層上縁が不整なく保たれているものはEP/LPM癌，第3層上縁のみに不整または中断が認められるものをMM/SM1癌，第3層上縁が断裂し腫瘍エコーが第3層下縁近傍に及ぶものをSM2/SM3癌と診断する（図1）[5]。

拡大内視鏡検査の深達度診断率は良好であるが，びらんや角化などにより病変表面の観察が不良な場合や上皮下浸潤する病変の場合は，表面に腫瘍血管の

③ 上皮性腫瘍　深達度診断　129

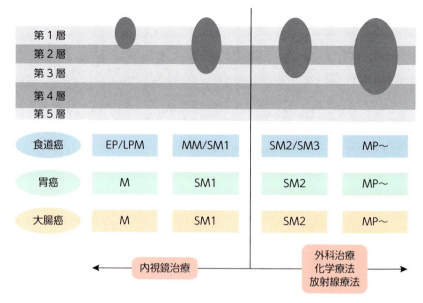

図1 ● 消化管癌の深達度

変化が十分に反映されないため診断に苦慮する．一方，EUSは解像度が低いことや手技的な煩雑性もあるが，病変を断面的かつ客観的に観察できるという利点がある．有馬らの報告では，EP/LPM・MM/SM1・SM2/SM3癌の診断的中率は，通常観察/拡大観察/EUS：76％/80％/82％，53％/57％/86％，88％/92％/95％，であった．特に，拡大観察でMM/SM1癌と診断した中にはSM2癌であった症例が多く含まれていたが，EUSはmassiveなSM浸潤を見逃さないという特徴があった[6]．

食道癌の外科手術は侵襲が大きく診断的内視鏡治療が行われる場合も多いが，特に通常および拡大観察での深達度診断に迷いが生じた症例や深達度が深めの症例においては，EUSは通常および拡大観察を補完する客観的な検査として有用と考えられる．

胃 癌

内視鏡治療

胃癌の内視鏡治療の原則は，リンパ節転移の可能性がきわめて低く，腫瘍が一括切除できる大きさと部位にあることである．胃癌治療ガイドライン第5版（改訂作業中）では，EMR/ESDの絶対適応病変は，潰瘍所見（UL）（−）で2cm以下の分化型の粘膜内癌（M癌），ESDの絶対適応病変は，①2cmを超

えるUL（−）の分化型M癌，②3cm以下のUL（＋）の分化型M癌，ESDの適応拡大病変は，③2cm以下のUL（−）の未分化型M癌であり，その他の早期胃癌は相対適応となる予定である。

さらに，切除標本で上記の条件を満たすか，3cm以下の分化型かつ深達度が粘膜下層浅層（SM1；粘膜筋板から500μm未満）であり，断端陰性（HM0，VM0），かつ脈管侵襲がない（ly0，v0）場合にはリンパ節転移の可能性が低く，治癒切除，適応拡大治癒切除として扱われる。また，初回のEMR／ESD時の病変が内視鏡治療適応内病変で，その後に粘膜内癌で局所再発した病変であれば，適応拡大病変として取り扱うことが可能である[7]。

EUSでは

EUSでは，胃壁は5層（粘膜層：第1，2層，粘膜下層：第3層，固有筋層：第4層，漿膜下組織および漿膜：第5層）に描出され，腫瘍エコーの最深部で深達度を診断する。胃癌では消化性潰瘍や潰瘍瘢痕を伴う病変が多いが，UL（−）病変においては，第3層に変化を認めないものをM癌，第3層にほぼ変化を認めないもの，もしくはあっても軽度の変化にとどまるものをSM1癌，第3層が破壊されているが第4層以深が保たれているものをSM2癌と診断する。隆起型（0−Ⅰ型）の病変では第3層が隆起内に挙上していることもあるが，同様に第3層に不整を認めないものをM〜SM1癌，第3層の破壊を認めるものをSM2癌と診断する（図1）。

UL（＋）病変の場合は，腫瘍と線維化のエコーレベルが同一となるため，深達度診断はより困難になる。腫瘍エコーだけでなく，胃壁の肥厚も考慮し深達度の診断を行う必要がある。線維化がSM層内にとどまるUL−Ⅱでは，第3層が胃内腔側へ向かって先細り状の変化を伴うが第4層は変化を認めないもの，もしくは肥厚を認めても胃内腔側への軽度肥厚のみである病変はM〜SM1癌と診断するが，第3層が不整に中断し内外腔両側への肥厚を認めるものはSM2癌と診断する。線維化がMP層以深に及ぶUL−ⅢまたはⅣでは，第3層が断裂し第4層が八の字状に挙上するが壁肥厚が胃内腔側のみにとどまる場合はM〜SM1癌，内外腔両側への胃壁の肥厚を認める場合は進行癌と診断する[8)9]（図2）。

三宅らの報告では，EUSはL領域の病変や肉眼型0−Ⅰ型や0−Ⅱc＋Ⅲ型の病変は描出自体が不良であった。また，通常観察およびEUSの正診率はともに84.3％と良好であったが，通常観察では診断不一致でEUSにて正診したもの（5.2％）の中には，通常でSM2癌と深読みしたM癌が含まれていた。しかし，逆に通常観察では正診しEUSにて診断不一致であったもの（4.3％）も

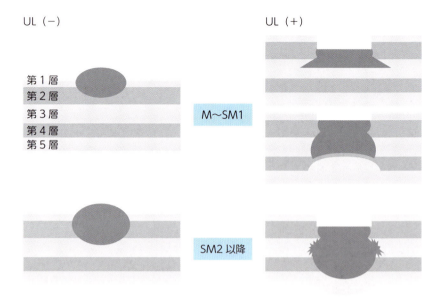

図2 ● 胃癌の潰瘍所見別の深達度診断

存在し，EUSでは0-Ⅱa型のSM2癌やUL（+）0-Ⅱc型のSM2癌，0-Ⅱc＋Ⅲ型の正診率が低かった．これは，SM浸潤距離1mm未満の病変は壁肥厚がとらえきれないことも多く，0-Ⅱc＋Ⅲ型では腫瘍エコーと線維化エコーの鑑別が困難なためと考えられた[8]．

EUSは走査性や解像度により描出や診断が困難な場合もあるが，胃壁深部の情報を断面的に評価することができ，特に通常内視鏡でSM2癌と診断された病変に対しては診断を補完する情報を得られ，over surgeryを避けるという観点から有用と考えられる．

大腸癌

内視鏡治療

早期大腸癌の内視鏡治療適応病変は大きさや肉眼型は問わず，粘膜内癌（M癌）または粘膜下層軽度浸潤（SM2）までの癌であり，内視鏡治療後に病理結果に応じて追加の治療の必要性について検討する．リンパ節郭清と腸切除を考慮する基準としては，①垂直断端陽性，②SM浸潤度1,000μm以上，③脈管侵襲陽性，④低分化腺癌，印環細胞癌，粘液癌，⑤浸潤先端部の簇出（budding）Grade2/3がある[10]．

EUSでは

　　EUSでは，大腸壁は5層（粘膜層：第1，2層，粘膜下層：第3層，固有筋層：第4層，漿膜下層から漿膜または外膜：第5層）に描出され，腫瘍エコーの最深部で深達度を診断する。腫瘍が第1～2層に限局し第3層以下に変化を認めないものはM癌と診断し，第3層上縁に変化を認め第4層以下に変化を認めないものをSM癌と診断する。第4層上縁に変化を認め第5層に変化を認めないものはMP癌と診断し，第5層に変化を認めるものはSS（A）以深と診断する（図1）。

　　EUSの役割は，通常観察では深達度診断が困難な病変においてSM浸潤度が1,000 μmを超えるか否かを判定し，内視鏡治療が可能かどうかを診断することである。小林らの報告では，EUSの正診率は89％と良好であった[11]。また，齊藤らの報告ではEUSの正診率はM癌～SM-slight（SM1）癌/SM-massive（SM2）癌72.5/87.8％であり，SM-massive癌では有意に高く，特にSM-massive癌を疑う病変に対してはEUSを行うことで適切な治療法の選択が可能と考えられた。一方，肉眼型においては表面型の病変の正診率85.6％と比較し，隆起型は71.5％と低かった[12]。

　　EUSは，部位や肉眼型により描出困難や評価困難な場合もある。また，正確にSM層の浸潤距離を評価することは困難であるが，少なくとも内視鏡治療適応外であるSM-massive癌を除外することは可能である。通常内視鏡および拡大内視鏡検査にてSM-massive癌か判断に迷う場合には診断の精度を高める検査となりうると考えられる。

バレット食道癌

内視鏡治療

　　バレット（Barrett）食道癌の早期癌，表在癌，進行癌の定義は，通常の食道扁平上皮癌と同じである。ただし，バレット食道では粘膜筋板が浅層粘膜筋板（SMM）と深層粘膜筋板（DMM）と2層化することがあり，通常の扁平上皮癌と比較するとEP＝SMM，LPM＝SMM～DMM，MM＝DMM程度と考えられている[13]。扁平上皮癌においてはSM200 μmまでがSM1とされるが，バレット腺癌においてはSM浸潤距離に基づく亜分類はいまだ定められていない。内視鏡治療適応については扁平上皮癌に準じ，LPMまでの分化型腺癌とされるが，DMM浸潤，潰瘍合併，未分化型癌に対する適応拡大はいまだ議論の余地のある部分である。Ishiharaらの報告によると，脈管浸潤の存在，

低分化成分の存在，腫瘍径30mm以上の病変は独立したリンパ節転移のリスクファクターであり，脈管浸潤および低分化成分のない粘膜内癌（EP，SMM，LPM，DMM）や大きさ30mm以下の脈管浸潤および低分化成分のリスクファクターがないSM浸潤500μmまでの病変では，リンパ節転移は認めなかった。このことから，術前診断が上記のリスクファクターのないSM浸潤500μmまでのバレット腺癌であれば，内視鏡治療適応は許容される可能性がある[1)14)]。

EUSでは

EUSは，通常の食道扁平上皮癌と同様に行われる。しかし，病変が食道胃接合部に位置するため，病変の管腔壁を伸展した状態での走査が難しく，また炎症により層構造が不明瞭になることも多く，深達度診断は困難な病変は多い。現段階では症例数が少ないことや通常観察，拡大観察，EUSいずれにおいても深達度の診断率が他の上皮性腫瘍と比較して低く[15)]，今後さらなる症例の蓄積が必要である。

十二指腸腫瘍

内視鏡治療

十二指腸腫瘍は症例が少なく，癌取り扱い規約や治療指針・治療切除基準などが設けられていないが，基本的にはリンパ節転移を有さない病変が内視鏡治療の適応となる。Nagataniらによると，早期十二指腸癌128病変を対象とした研究では，粘膜内癌のリンパ節転移例は1例も認められなかった。したがって，粘膜内癌や癌の混在が疑われる腺腫は内視鏡治療の適応と考えられる[16)]。しかし，十二指腸腫瘍では，術前に腺腫か癌かの鑑別が困難な場合も多い。また，十二指腸は壁が薄く，内視鏡操作性も良好とはいえないため，内視鏡治療の難易度は非常に高く，かつ偶発症のリスクも高い。さらに，偶発症が起きた場合には重篤な状態になりうる。内視鏡治療は可能であれば治療選択の1つになるが，一部の施設においてのみ施行されているのが現状である。

EUSでは

EUSでは，胃と同様に5層（粘膜層：第1，2層，粘膜下層：第3層，固有筋層：第4層，漿膜：第5層）に描出され，深達度診断は胃に準じて行われる。しかし，十二指腸は解剖学的に粘膜下層が薄く，またブルンネル（Brunner）腺が存在するため，EUSによる正確な深達度診断が難しい場合もある。一方で，

通常観察や拡大内視鏡観察による深達度診断も，食道や大腸と異なり，いまだ確立されていない。他の消化管癌と異なり，技術的な側面から安易に内視鏡治療に踏み切れず，その適応は慎重に判断する必要があり，特に内視鏡治療の適応外病変を除外する上ではEUSが有用である可能性があると考えられる[16)17)]。

文　献

1) 小山恒男，宮田佳典，島谷茂樹，他：食道m3・sm1癌の診断と遠隔成績 第46回食道色素研究会アンケート調査報告，転移のあったm3・sm1食道癌の特徴．胃と腸．2002;37(1):71-4.

2) 日本食道学会，編：食道癌診断・治療ガイドライン2012年4月版．金原出版，2012.

3) Katada C, Muto M, Momma K, et al:Clinical outcome after endoscopic mucosal resection for esophageal squamous cell carcinoma invading the muscularis mucosae--a multicenter retrospective cohort study. Endoscopy. 2007;39(9):779-83.

4) Shimizu Y, Tsukagoshi H, Fujita M, et al:Long-term outcome after endoscopic mucosal resection in patients with esophageal squamous cell carcinoma invading the muscularis mucosae or deeper. Gastrointest Endosc. 2002;56(3):387-90.

5) 川田研朗，河野辰幸，永井　鑑，他：食道表在癌の深達度診断―超音波内視鏡の立場から．胃と腸．2010;45(9):1527-34.

6) 有馬美和子，都宮美華，福田　俊，他：食道表在癌の高周波数細径超音波プローブによる深達度診断．胃と腸．2015;50(5):564-74.

7) 日本胃癌学会，編：胃癌治療ガイドライン 医師用2014年5月改訂第4版．金原出版，2014.

8) 三宅直人，三島利之，中堀昌人，他：早期胃癌の深達度診断―超音波内視鏡検査．胃と腸．2015;50(5):619-27.

9) 小林経宏，渡辺明彦，澤田秀智，他．胃癌壁深達度診断における超音波内視鏡検査の有用性についての検討．日臨外会誌．1998;59(6):1491-5.

10) 大腸癌研究会，編：大腸癌治療ガイドライン医師用2016年版，2016.

11) 小林清典，　斎藤智哉，　小泉和三郎，　他：早期癌の深達度診断― EUS．　消内視鏡．2016;28(9):1489-95.

12) 斉藤裕輔，藤谷幹浩，渡　二郎，他：超音波内視鏡診断を用いた大腸SM癌に対する深達度診断および内視鏡治療適応拡大の可能性．胃と腸．2013;47(4):491-502.

13) 幕内博康：表在型Barrett食道腺癌の治療戦略と治療方法．消内視鏡．2014;26(4):508-14.

14) Ishihara R, Oyama T, Abe S, et al:Risk of metastasis in adenocarcinoma of the esophagus: a multicenter retrospective study in a Japanese population. J Gastroenterol. 2017;52(7):800-8.

15) 高橋亜紀子，小山恒男，久保俊之，他：表在型Barrett食道腺癌の深達度診断―現状と限界．消内視鏡．2014;26(4):549-54.

16) Nagatani K, Takekoshi T, Baba Y, et al:Indications for endoscopic treatment of early duodenal cancer;based on cases reported in the literature. Endosc Digest. 1993;7:969-76.

17) 飯塚敏郎，菊池大輔，布袋屋　修，他：十二指腸病変に対するEMR, ESDの適応とその実際．Gastroenterol Endosc. 2011;53(1):87-94.

各論

④症例 上皮性腫瘍

食道癌：T1a-EP（M1）

吉永繁高　張　萌琳　谷口浩和

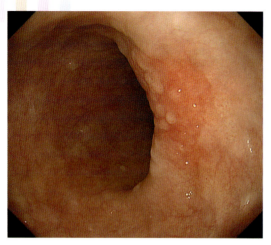

● 通常内視鏡

胸部中部食道右壁に15mm程度の発赤調陥凹性病変を認める。

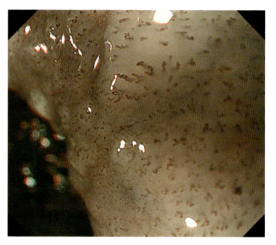

● NBI拡大内視鏡

陥凹全体に，日本食道学会分類B1血管を認める。

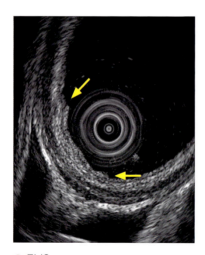

● EUS

病変部においてわずかに上皮の肥厚を認める。

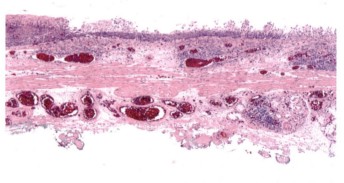

● 病理組織

切除標本ルーペ像。上皮内に限局する扁平上皮癌の増殖を認める。食道表在癌0-Ⅱc，16×12mm，pT1a-EP，ly0，v0，pHM0，pVM0と診断された。

各論

④ 症例 上皮性腫瘍

食道癌：T1a-LPM (M2) ①

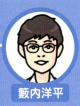
籔内洋平

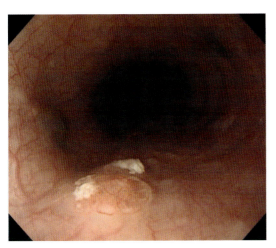

● 通常内視鏡

胸部中部食道後壁に，8mm大で発赤調の丈の低い隆起性病変を認める。白苔が付着しているが，明らかな凹凸に乏しい。

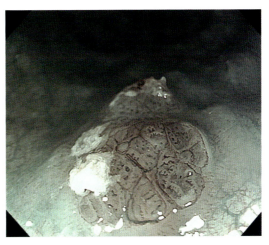

● NBI拡大内視鏡

小区域の周囲を血管が取り囲むように存在し，内部にはループ構造の保たれた，日本食道学会分類B1血管を認める。

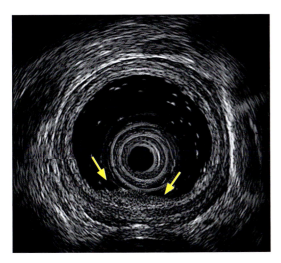

● EUS

病変は第1，2層を主座とする低エコー領域として認識される。第2層の肥厚は認めるが，第3層以深への変化は認めない。
＊：細径プローブ使用，20MHz

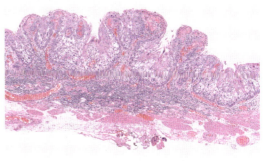

● 病理組織

乳頭状構造を呈し，核の濃染・腫大した異型扁平上皮が増殖している。粘膜固有層への圧排性浸潤は認めるが粘膜筋板に達する部分は認めず，深達度pT1a-LPMであった。

各論

④症例 上皮性腫瘍

食道癌：T1a-LPM（M2）②

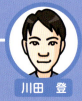
川田 登

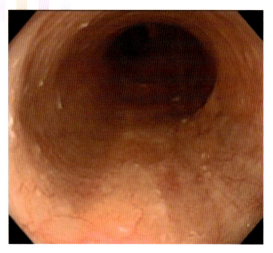

● 通常内視鏡①

胸部中部食道後壁に淡い発赤調を呈する境界不明瞭な30mm大の浅い陥凹性病変を認める。陥凹内の肛門側では厚みを有していた。

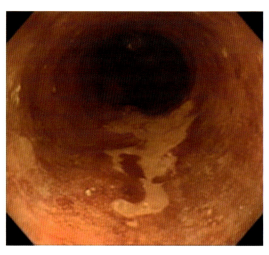

● 通常内視鏡②

染色後。ヨード染色後の観察では、pink color sign陽性の不染帯を呈し食道表在癌と診断した。厚みのある部位でT1a-MMへの浸潤を疑った。

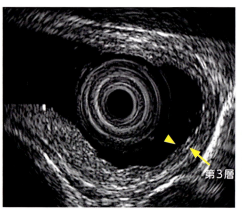

第3層

● EUS

食道壁は9層に分離された。第1〜2層に浸潤する低エコー腫瘍として描出された。第3層（3/9層：粘膜筋板）は保たれておりT1a-LPMと診断した。
＊：細径プローブ使用，20MHz

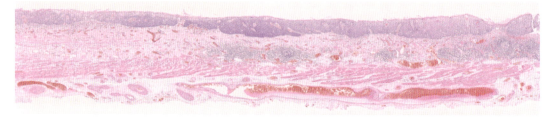

● 病理組織

粘膜固有層へ浸潤したT1a-LPM癌である。最終診断は，Mt，30mm，0-Ⅱc，SCC，pT1a-LPM，INFa，ly0，v0，pHM0，pVM0であった。

各論

④症例 上皮性腫瘍
食道癌：T1a-MM(M3)①

吉永繁高　張　萌琳　谷口浩和

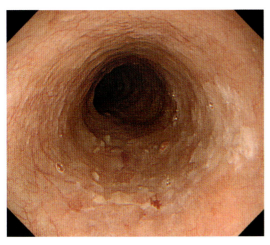

● 通常内視鏡

胸部中部食道後壁に粗糙粘膜の広がりを認める。

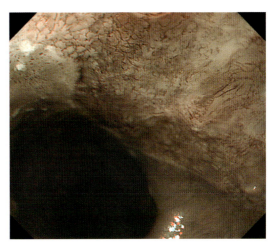

● NBI拡大内視鏡

病変中央において，日本食道学会分類B2血管を認め，一部にAVA-smallを認める。
AVA：avascular area（無血管野）

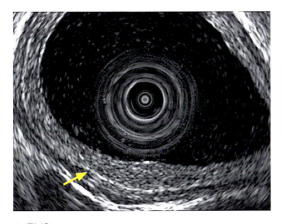

● EUS

病変部において，低エコー腫瘍は粘膜下層（矢印）に接している。

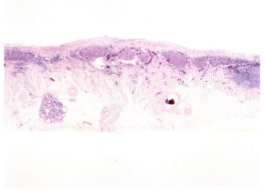

● 病理組織

切除標本ルーペ像。一部粘膜筋板に接する扁平上皮癌の増殖を認める。粘膜固有層にはリンパ濾胞が散見される。食道表在癌0-Ⅱc，72×32mm，pT1a-MM，ly0，v0，pHM0，pVM0と診断された。

④ 症例 上皮性腫瘍

食道癌：T1a-MM（M3）②

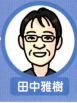田中雅樹

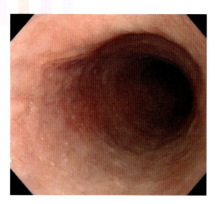

● 通常内視鏡①

胸部中部食道左壁に，内部に丈の低い隆起を伴う発赤調の陥凹性病変を認める。病変内の口側前壁よりにはやや目立つ隆起を認める。

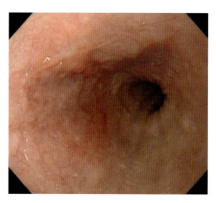

● 通常内視鏡②

少し空気を抜くと隆起はより明瞭になり，隆起の肛門側には浅い陥凹がみられる。

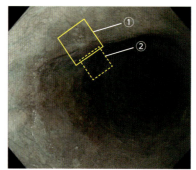

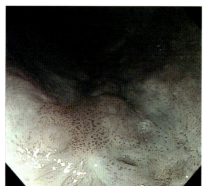

● NBI拡大内視鏡①

白色光（通常内視鏡）で目立つ隆起部分の拡大観察では，拡張したIPCLが増生しているが，血管のループは保たれており，日本食道学会分類B1血管に相当する変化である。

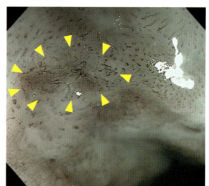

● NBI拡大内視鏡②

隆起の肛門側にみられた浅い陥凹部分ではループ形成のない血管が増生しており，日本食道学会分類B2血管に相当する変化がみられる。

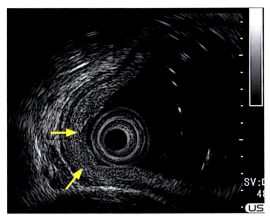

● EUS
隆起に相当する部分では第2層の肥厚がみられるが，層構造は保たれている。第3～5層に相当する高エコーは第2層の低エコー域に圧排されているものの，菲薄化や途絶所見はみられない。

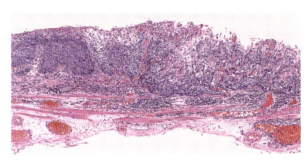

● 病理組織
クロマチンに富む核を有する異型扁平上皮細胞が粘膜固有層に圧排性に浸潤し，一部では粘膜筋板まで達していた（pT1a-MM）。Type 0-Ⅱc，29×24mm，T1a-MM，INFa，ly0，v0，HM（−），VM（−）と診断された。

本症例の読影ポイント

　70代男性：検診目的の上部消化管内視鏡検査で胸部食道に病変を指摘された。
　食道癌の存在診断は，画像強調内視鏡やヨード散布を行えば比較的容易である。
　深達度診断は病変内の隆起や陥凹など，凹凸に着目することが重要で，空気量や蠕動による変形の程度も参考にする。本症例では病変内の口側前壁側に比較的目立つ隆起がみられ，同部を中心に拡大観察およびEUSを行った。
　本症例では，隆起の口側から頂部にかけてはループを形成するIPCLの増生を認めたが，より異型が強い変化は隆起の肛門側に認められた。
　EUSでは病変の肥厚の割に層構造が保たれており，SM深部浸潤はないものと診断した。
　本症例は診断法ごとの診断に乖離を認められなかったが，診断が乖離した場合にどの所見を最も重視すべきかについてのコンセンサスは得られていない。

④症例 上皮性腫瘍　食道癌：T1a-MM（M3）②

各論

④ 症例 上皮性腫瘍

食道癌：T1a-MM（M3）③

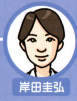
岸田圭弘

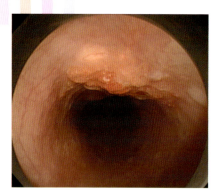

● 通常内視鏡①

中部胸部食道前壁に辺縁隆起を伴う，発赤調のいびつな16mm大の陥凹性病変を認め，内部に小結節を伴う。

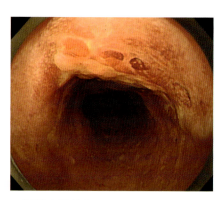

● 通常内視鏡②

ヨード散布で不染を呈し，辺縁は非腫瘍粘膜に少し覆われている。なお，病変には畳の目は入らなかった。

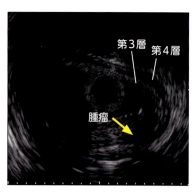

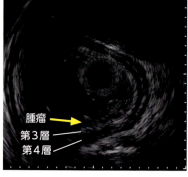

● EUS

第1，2層を主座とする低エコー腫瘤として認識され，第3層へ一部突出するように描出された。第3層は同部位で恒常的に菲薄化しており一部で不明瞭であった。第4層の走行は保たれていた。以上よりSM深部浸潤を疑ったものの，耐術能に問題があり診断的内視鏡切除術を施行した。

＊：細径プローブ使用，20MHz

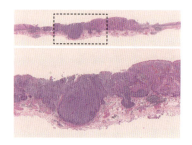

● 病理組織①

内視鏡切除検体。腫大した異型核を有する扁平上皮が増殖しており，扁平上皮癌の所見である。腫瘍は深部に圧排性浸潤する部分が目立ち，粘膜筋板への浸潤を認めるが，粘膜下層への浸潤は認められなかった。EUSで描出されたのは，点線で囲まれた圧排性浸潤部と考えられた。

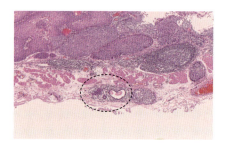

● 病理組織②

腫瘍の導管内進展が散見され，一部では粘膜下層（SM2，220μm）まで進展していた。以上より，食道表在癌0-IIc＋IIa，16×14mm，pT1a-MM，ly0，v0，pHM0，pVM0と診断した。

各論

④ 症例 上皮性腫瘍

食道癌：T1b-SM2 ①

吉永繁高　張　萌琳　谷口浩和

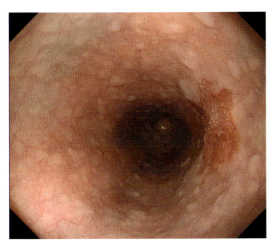

● 通常内視鏡

胸部下部食道右壁に15mm大の発赤調陥凹性病変を認める。陥凹中央はやや隆起している。

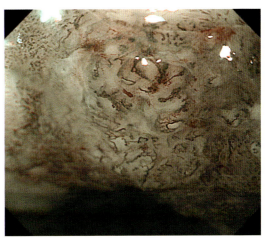

● NBI拡大内視鏡

陥凹内隆起中心に，日本食道学会分類B2血管を認める。

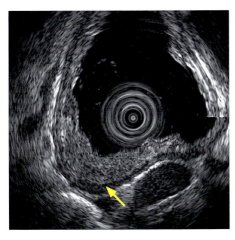

● EUS

不整な低エコー腫瘍により一部粘膜下層（矢印）は菲薄化している。

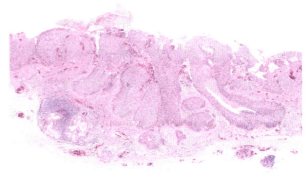

● 病理組織

切除標本ルーペ像。中分化扁平上皮癌が粘膜下層に浸潤している（最大1,800μm）。食道表在癌0-Ⅱc＋Ⅱa，34×14mm，pT1b-SM2，ly1，v0，pHM0，pVM0と診断された。

各論

④症例 上皮性腫瘍
食道癌：T1b-SM2②

吉永繁高
張　萌琳

谷口浩和

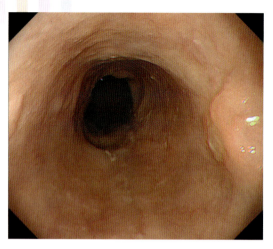

● 通常内視鏡

胸部下部食道右壁に，10mm程度の頂部にびらんを伴う不整な粘膜下腫瘍様隆起を認める。

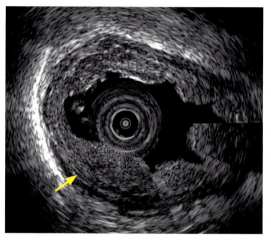

● EUS①

不整な低エコー腫瘍により，粘膜下層（矢印）は菲薄化している。

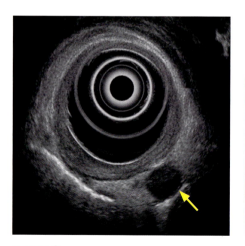

● EUS②

傍食道リンパ節（No.110）に腫大（矢印）を認め，転移陽性と診断した。

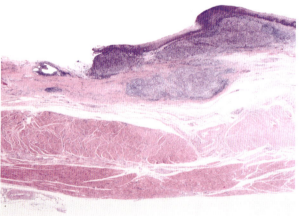

● 病理組織

切除標本ルーペ像。陥凹に一致して中分化～低分化扁平上皮癌が粘膜下層に浸潤している。食道表在癌0-Ⅱc，4mm，pT1b-SM2，ly0，v0，pPM0，pDM0，pRM0，pN1（No.110）と診断された。

各論

④症例 上皮性腫瘍
食道癌：T1b-SM3①

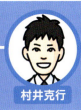
村井克行

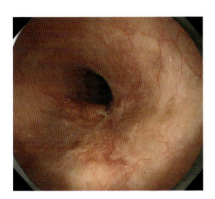

● 通常内視鏡①

切歯より30～36cm，食道Mtの後壁から右壁にかけて発赤調の粗糙な粘膜を呈する浅い不整型の陥凹性病変を認め，癌と診断する。内部に凹凸不整が目立ち，病変中央部から後壁側にかけてなだらかに隆起しており，同部位での深部浸潤が示唆される。

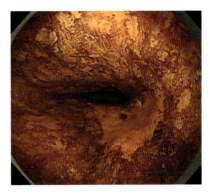

● 通常内視鏡②

ヨード染色後。境界明瞭なヨード不染帯として認識できる。脱気による変形は不良である。

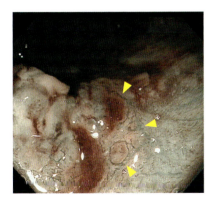

● NBI拡大内視鏡

なだらかな隆起部では，高度に拡張した日本食道学会分類B3血管に相当する異常血管を認める。

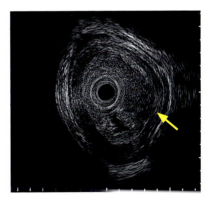

● EUS

腫瘍は第1，2層を主座とする低エコー域として描出される。なだらかな隆起部では恒常的に第3層の菲薄化を認め，粘膜下層深部浸潤ありと診断する。
＊：細プローブ使用，20MHz

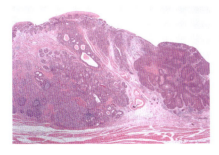

● 病理組織

角化の目立たない異型扁平上皮が充実性胞巣を形成し，浸潤性に増殖している。隆起部が最浸潤部に相当し，同部位で腫瘍細胞は固有筋層の直上まで浸潤しているが，これに達してはいなかった。最終診断は，食道表在癌Mt，0-Ⅰ＋Ⅱc，30×25mm，scc，pT1b-SM3，INFa，ly0，v0，pPM0，pDM0，pRM0，N0（0／60）であった。

④症例 上皮性腫瘍　食道癌：T1b-SM3①　145

各論

④ 症例 上皮性腫瘍

食道癌：T1b-SM3②

石橋 嶺
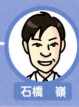

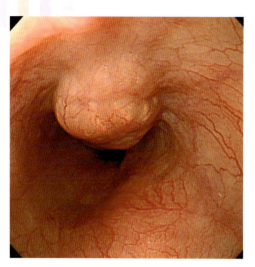

● 通常内視鏡

中部食道に20mm大の立ち上がり急峻なやや黄色調の隆起性病変を認める。

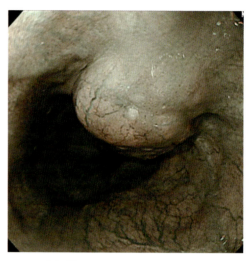

● NBI内視鏡

表面粘膜には潰瘍やびらんは認めないが、凹凸が目立つ。一部軟らかそうな部分も存在するが、おおむねcushion sign陰性であった。

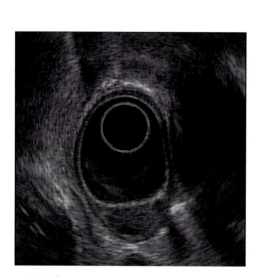

● EUS①

第3層と連続する比較的均質な低エコー腫瘤。辺縁には不整は認めない。病変直下に第4層は明瞭に追うことができるが、第2層との境界ははっきりしない。

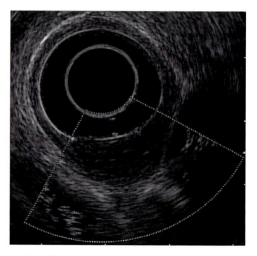

● EUS②

カラードプラでは血流を認めない。組織学的にsquamous cell carcinoma, pT1b-SM3, INFb, ly1, v2, pIM0, pPM0, pDM0, pRM0, LN (2/33)。粘膜表面に露出する部分は少なく、腫瘍は主に上皮下に潜り込むようにして広がる腫瘍であった。粘膜下層深部に及ぶが、固有筋層浸潤は認めない。治療は食道亜全摘。

各論

④症例 上皮性腫瘍

食道癌：CRT後再発①

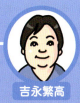
吉永繁高

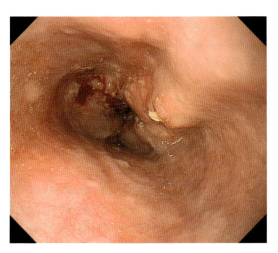

● 通常内視鏡①
胸部下部食道に亜全周性の2型の腫瘍を認める。生検で扁平上皮癌であり，放射線化学療法が施行された。

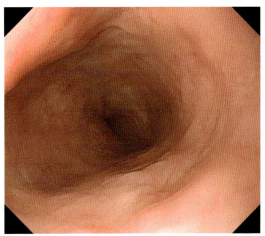

● 通常内視鏡②
放射線化学療法後1年3カ月。病変の認識は困難になっている。

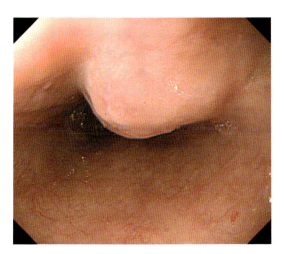

● 通常内視鏡③
放射線化学療法後2年9カ月後。病変があった部位に一致して粘膜下腫瘍様隆起を認める。生検では明らかな腫瘍細胞は認めなかった。

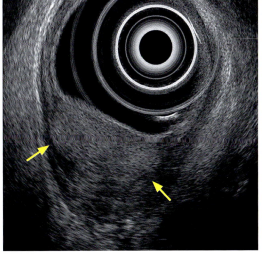

● EUS
粘膜下層内に15mm大のやや高エコーな腫瘍（矢印）を認める。EUS-FNAにて扁平上皮癌と診断，局所再発として手術が施行された。進行食道癌CRT-5b，65×58mm，pT3，ly3，v1，pPM0，pDM0，pRM±，pN2（No.106 recR，108，110）と診断された。

④症例 上皮性腫瘍　食道癌：CRT後再発① 147

④ 症例 上皮性腫瘍

食道癌：CRT後再発②

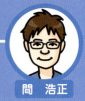
間 浩正

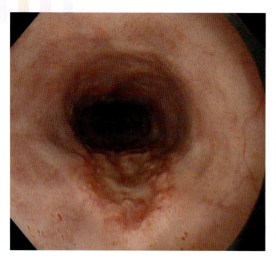

● 通常内視鏡①

進行食道癌cT2N2M0, Stage Ⅲに対し, CRT施行1年後の症例。胸部上部食道後壁を主座とし, 発赤調を呈する不整形な陥凹性病変を認める。陥凹辺縁の隆起と陥凹内部の凹凸が目立つ。

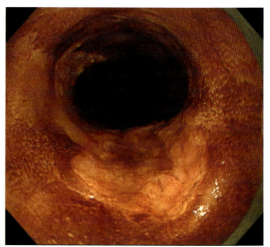

● 通常内視鏡②

ヨード染色後。病変部に一致して明確な不染を呈し, 半周性の病変であった。

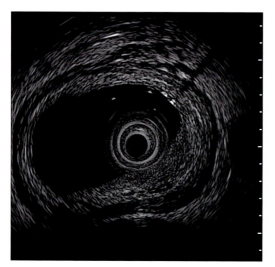

● EUS①

病変は第1〜3層を主座とする低エコー腫瘤として描出され, 大部分の深達度はSMにとどまっている。
＊：細径プローブ使用, 20MHz

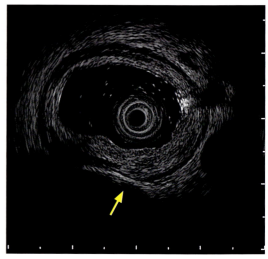

● EUS②

病変中心部では第4層に凸状に腫瘍エコーを認め, MP浸潤ありと診断した。治療は光線力学的治療法（PDT）となった。
＊：細径プローブ使用, 20MHz

各論

④ 症例 上皮性腫瘍

胃癌：T1a（M）①

 吉永繁高　 張　萌琳　谷口浩和

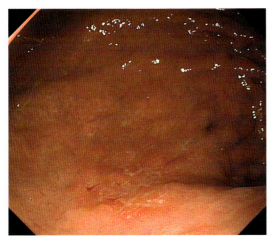

● 通常内視鏡①
体上部大弯後壁に25mm程度の陥凹性病変を認める。

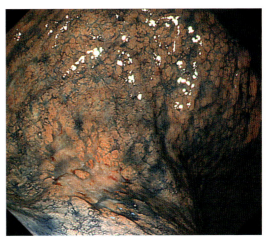

● 通常内視鏡②
染色後。陥凹境界は明瞭で，やや目立つ印象である。

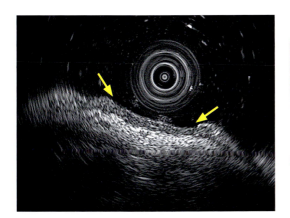

● EUS
病変部のスキャンにて粘膜の肥厚を認めるが，粘膜下層は正常（intact）である。

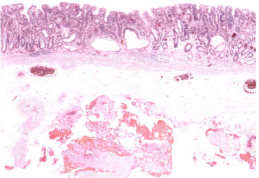

● 病理組織
切除標本ルーペ像。低異型度高分化型腺癌の増殖を認める。腫瘍は粘膜内に留まる。早期胃癌U，P，Type0-Ⅱc，31×24mm，tub1，pT1a（M），ly0，v0，UL（－），pHM0，pVM±と診断された。

④症例 上皮性腫瘍

胃癌：T1a（M）②

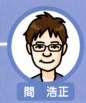
間 浩正

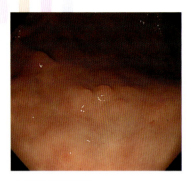

● 通常内視鏡①

胃体中部大弯に大きさ15mmの軽度発赤調を呈する不整形陥凹性病変を認める。

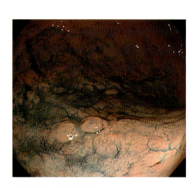

● 通常内視鏡②

染色後。陥凹内部には大きさ3mmほどの隆起を2個認める。

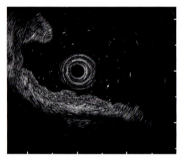

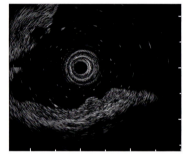

● EUS①

陥凹内の隆起部を中心に病変をスキャン。病変は第1,2層にとどまっており，第3層への変化は認められなかった。深達度はcT1a-Mと診断した。
＊：細径プローブ使用，20MHz

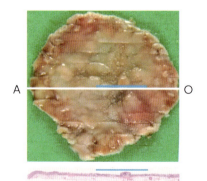

● 病理組織①

切除検体。ルーペ像では陥凹部に一致して腫瘍細胞を認める。

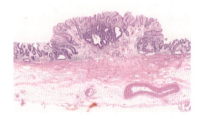

● 病理組織②

病変中心部の隆起部。腺腔形成の明瞭な高分化管状腺癌が認められる。隆起部では粘膜筋板の走行の乱れとごく軽度の筋線維症を認め，生検瘢痕と判断した。腫瘍細胞は粘膜内にとどまっており，最終診断は，早期胃癌M，G，0-Ⅱc，22×20mm，tub1，pT1a（M），ly0，v0，UL（−），pHM0，pVM0であった。

各論

④ 症例 上皮性腫瘍

胃癌：T1a(M)③

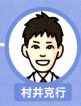
村井克行

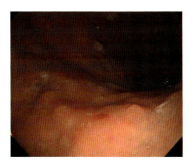

● 通常内視鏡①

胃体上部後壁に淡い発赤調を呈する粗糙粘膜域を認める。

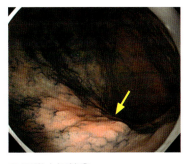

● 通常内視鏡②

インジゴカルミン染色後。領域性のある不整形陥凹性病変と認識され，癌と診断する。病変の口側後壁側寄りは他の部位と比較してやや厚みが目立つが，病変内部にアクセントとなるような隆起や一段深い陥凹は認めない。大きさは25mm大である。

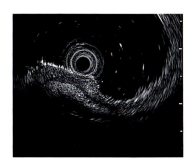

● EUS①

胃壁は5層描出されている。腫瘍は第1，2層を主座とする低エコー腫瘍として描出される。
＊：細径プローブ使用，20MHz

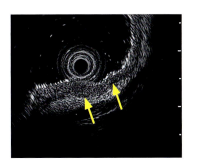

● EUS②

白色光観察で厚みを認めた腫瘍口側の後壁側寄りの部分では腫瘍は第3層をわずかに圧排しているが，第3層の連続性は保たれており，粘膜内癌と診断する。
＊：細径プローブ使用，20MHz

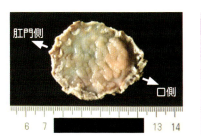

● 組織

ESD切除検体。腫瘍の口側後壁側寄りは，やや厚みを有している。

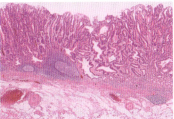

● 病理組織

明瞭な腺管を形成する高分化型管状腺癌（tub1）が粘膜内を増殖している。腫瘍細胞は粘膜筋板直上まで浸潤しているが，粘膜下層への浸潤は認めない。最終診断は，早期胃癌U，P，0-Ⅱc，36×28mm，tub1，pT1a(M)，ly0，v0，UL(−)，pHM0，pVM0であった。

各論

④症例 上皮性腫瘍
胃癌：T1a（M）④

吉永繁高

張　萌琳　谷口浩和

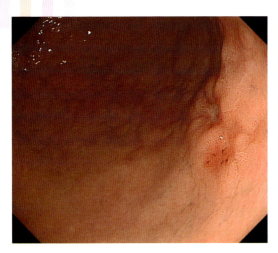

● 通常内視鏡

体下部後壁に潰瘍（UL）を伴う10mm程度の陥凹性病変を認める。

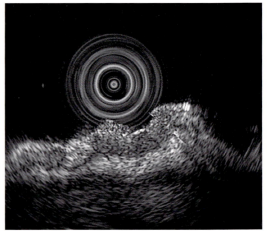

● EUS①

潰瘍周辺の陥凹部のスキャンでは粘膜の肥厚として描出され，明らかな粘膜下層浸潤は認めない。

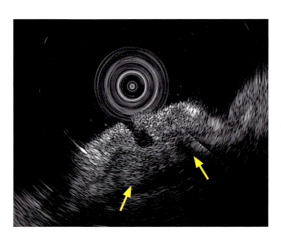

● EUS②

潰瘍部のスキャンにて粘膜下層に逆扇状の低エコー域（矢印）を認めるが，腫瘍自体は粘膜内に留まっている。

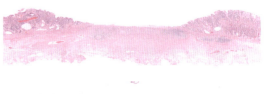

● 病理組織

切除標本ルーペ像。陥凹に一致して高～低異型度高分化型腺癌の増殖を認める。腫瘍は粘膜内に留まっており，中央に消化性潰瘍（Ul-Ⅱ）を認める。早期胃癌M，P，Type0-Ⅱc，15×13mm，tub1，pT1a（M），ly0，v0，UL（＋），pHM0，pVM0と診断された。

各論

④症例 上皮性腫瘍

胃癌：T1a（M）⑤

 吉永繁高　張　萌琳　 谷口浩和

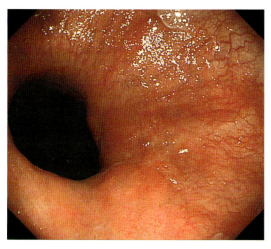

● 通常内視鏡①

噴門部に5mm程度の陥凹を認める。その肛門側にはなだらかな隆起を認める。

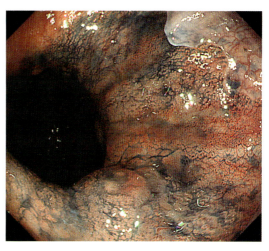

● 通常内視鏡②

染色後。陥凹は一部隆起に接している。隆起自体の立ち上がりは粘膜下腫瘍様である。

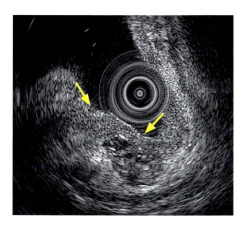

● EUS

病変は粘膜の肥厚として描出され（矢印），隆起部に一致して粘膜下層内に充実成分を伴う多房性嚢胞を認める。

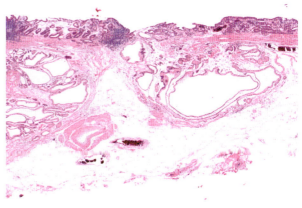

● 病理組織

切除標本ルーペ像。粘膜内に限局した低～高異型度高～中分化型腺癌の増殖を認める。病変辺縁後壁側の粘膜下層内には異所性胃腺を認める。早期胃癌U，P，Type0-Ⅱc，18×9mm，tub1>tub2，pT1a（M），ly0，v0，UL（−），pHM0，pVM0と診断された。

各論

④症例 上皮性腫瘍

胃癌：T1b（SM1）

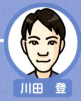
川田 登

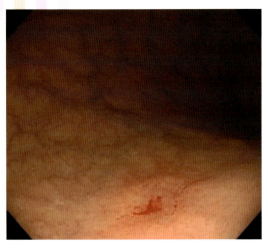

● 通常内視鏡①

胃体上部後壁に，境界が比較的明瞭な易出血性の12mm大の陥凹性病変を認める。

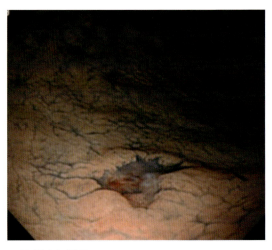

● 通常内視鏡②

染色後。色素散布後の観察では，辺縁隆起を伴う境界明瞭な不整形陥凹性病変として認識でき，陥凹辺縁に蚕食像を認めることから胃癌と診断した。辺縁隆起が目立ち，過送気で進展不良であったため，SM浸潤を疑った。

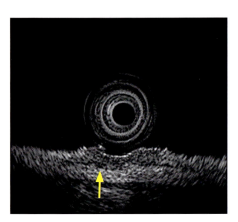

● EUS

脱気水充満法。腫瘍は第1，2層内の低エコー腫瘤として描出される。病変中心部では第3層（粘膜下層）浅層が不整であったが，第3層の深層は保たれており，深達度をT1b（SM1）と診断した。
＊：細径プローブ使用，20MHz

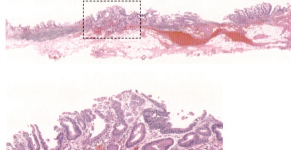

● 病理組織

内視鏡的粘膜下層剥離術後の切除標本では，粘膜下層へ200μm浸潤したT1a（SM1）癌で，適応拡大治癒切除であった。最終診断は，早期胃癌U，P，0-Ⅱa＋Ⅱc，13×8mm，tub1，pT1b1（SM200μm），ly0，v0，UL（－），pHM0，pVM0である。

各論

④ 症例 上皮性腫瘍

胃癌：T1b（SM2）①

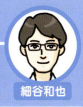
細谷和也

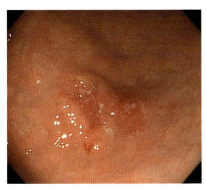

● 通常内視鏡

胃角大弯に22mm大の不整形陥凹性病変を認める。厚みのある病変で空気変形に乏しく，硬さを伴う病変であった。

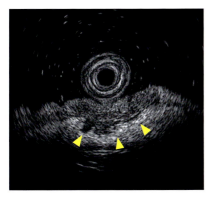
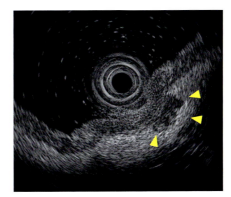

● EUS

第1，2層を主座とする低エコー腫瘤として描出され，陥凹の中心部では第3層へ進展しており，SM深部浸潤ありと診断した。
＊：細径プローブ使用，20MHz

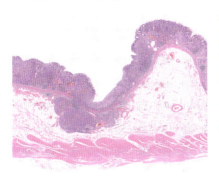
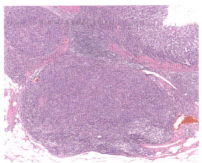

● 病理組織

外科検体。腫瘍の粘膜下層への浸潤を認める（pT1b-SM2 625μm）。リンパ球浸潤を伴う低分化型腺癌の像を呈し，EBER-ISH陽性で，EBV関連のgastric carcinoma with lymphoid stromaと診断された。最終診断は，早期胃癌L, Gre, 25×19mm, por>tub2, pT1b2-SM2, int, INFb, ly0, v0, pN0, pPM0, pDM0であった。

各論

④症例 上皮性腫瘍

胃癌：T1b（SM2）②

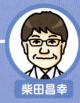
柴田昌幸

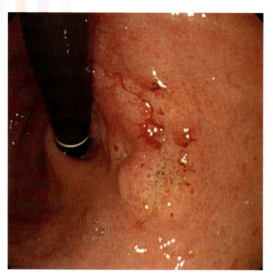

● 通常内視鏡①

体上部小弯に，40mm大の易出血性で内部に陥凹を伴う立ち上がり明瞭ないびつな隆起性病変を認め，肉眼型は0-Ⅱa＋Ⅱcと診断する。

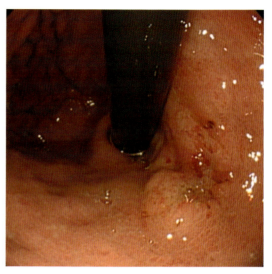

● 通常内視鏡②

脱気による変形は不良で，厚みのある病変であることがわかる。

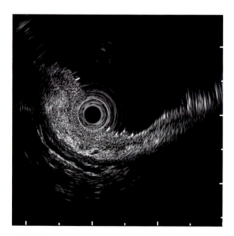

● EUS

第1，2層を中心とした低エコーを認め，一部で第3層へ突出し，第3層の菲薄化を認め，SM浸潤が強く疑われる。
＊：細径プローブ使用，20MHz

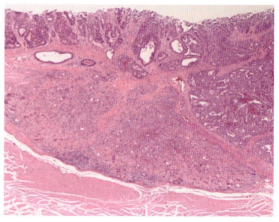

● 病理組織

粘膜側には高度の核異型を伴う異型腺上皮が癒合管状・篩状に増殖しており，粘膜下層へは管腔形成の乏しい腫瘍細胞が認められた。粘膜病変はtub2＞tub1，粘膜下層病変はporと診断された。固有筋層への浸潤は認められないが粘膜筋板は断裂しており，表層からの浸潤距離は2,500μmで深達度はSM2診断とされた。

各論

④症例 上皮性腫瘍

胃癌：T1b(SM2)③

石橋 嶺

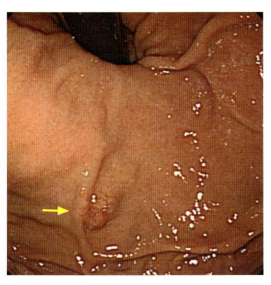

● 通常内視鏡①
穹隆部に10mm大の正色調の粘膜下腫瘍（SMT）様隆起を認める。表面粘膜は正常粘膜に覆われており、蛇行した拡張した血管が目立つ。

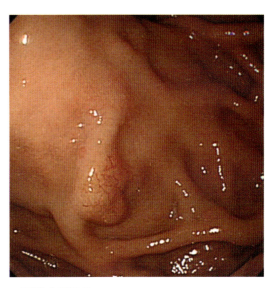

● 通常内視鏡②
やや緊満感はあるが，硬さは感じられない。

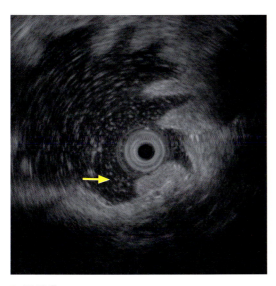

● EUS①
第1，2層を主座とした低エコー腫瘤。病巣直下の第3層はやや肥厚している。

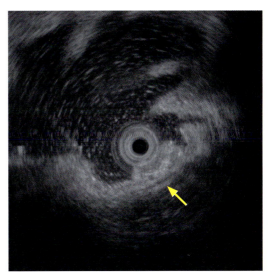

● EUS②
第4層は不整なく保たれている。組織学的にadenocarcinoma, tub1, pT1b(SM2；800μm), ly(−), v(−), UL(−), pHM0, pVM0, 粘膜下層に広く浸潤した胃底腺型胃癌と診断した。治療はESD。

各論

④症例 上皮性腫瘍
胃癌：T1b2（SM2）①

 吉永繁高　張　萌琳　 谷口浩和

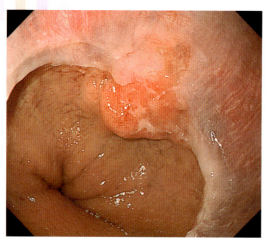

● 通常内視鏡

扁平上皮-円柱上皮境界に発赤調陥凹性病変を認める。肛門側に辺縁隆起を伴っており，全体としては平皿状を呈している。

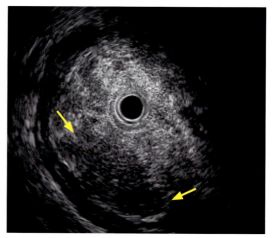

● EUS①

腫瘍は粘膜の肥厚として描出される（矢印）。

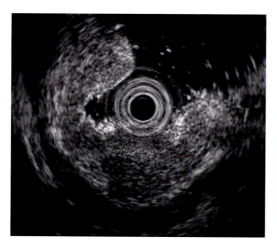

● EUS②

中央部分において粘膜下層は不整に狭小化している。

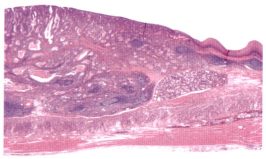

● 病理組織

切除標本ルーペ像。高～中分化型腺癌の増殖，粘膜下層への浸潤を認める。早期胃癌EGJ（GE），Type0-Ⅱa＋Ⅱc，17×11mm，tub1＞tub2，pT1b2（SM2），int，INFb，ly0，v0，ne0，pN0，UL（-），pPM0，pDM0と診断された。

各論

④症例 上皮性腫瘍
胃癌：T1b2(SM2)②

吉永繁高　張　萌琳　谷口浩和

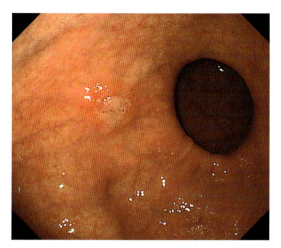

● 通常内視鏡

体中部大弯前壁より12mm程度の平皿状の形態の陥凹性病変を認める。周囲粘膜が集中して見える。

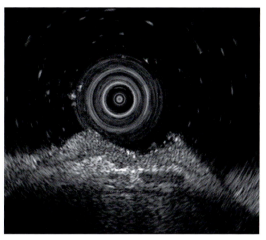

● EUS①

病変は粘膜に肥厚として描出される。

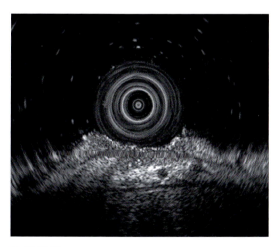

● EUS②

中央部分において腫瘍は第3層内に浸潤している。

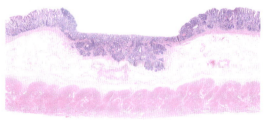

● 病理組織

切除標本ルーペ像。陥凹に一致して高異型度高〜中分化型腺癌の増殖を認め、粘膜下層に浸潤している。早期胃癌M，A，Type0-Ⅱa＋Ⅱc，20×15mm，tub1＞tub2，pT1b2(SM2)，int，INFb，ly0，v0，ne0，pN0，UL(－)，pPM0，pDM0と診断された。

④ 症例 上皮性腫瘍

胃癌：T1b2（SM2）③

吉永繁高　張　萌琳　谷口浩和

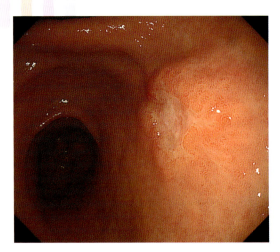

● 通常内視鏡

前庭部後壁に12mm程度の周辺隆起を伴う陥凹性病変を認める。

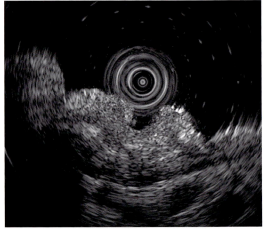

● EUS①

病変は粘膜の肥厚として描出される。

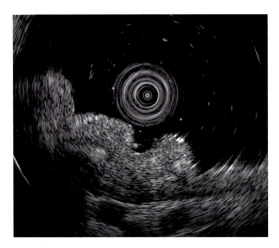

● EUS②

病変中央において粘膜下層の途絶を認める。

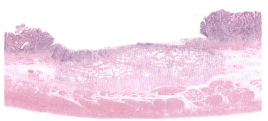

● 病理組織

切除標本ルーペ像。陥凹に一致して中～低分化型腺癌の増殖を認め、粘膜下層に浸潤している。早期胃癌L，P，Type0-Ⅱc，10×8mm，tub2＞por2＞tub1，pT1b2（SM2），int，INFb，ly1，v1，ne0，pN0，UL（－），pPM0，pDM0と診断された。

④ 症例 上皮性腫瘍

胃癌：T1b2（SM2）④

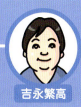
吉永繁高

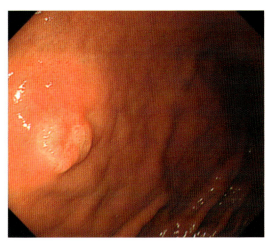

● 通常内視鏡①

体上部前壁に8mm程度の隆起性病変を認める。中央に陥凹を伴っている。

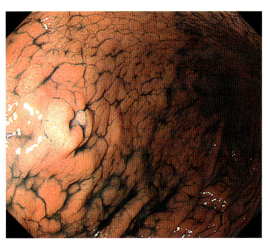

● 通常内視鏡②

染色後。隆起の立ち上がりは粘膜下腫瘍様である。

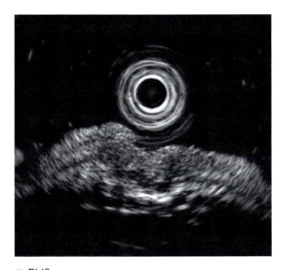

● EUS

病変は粘膜の肥厚として描出され，粘膜下層の狭小化を伴っている。また病変辺縁には一段低エコーな部分を認める。

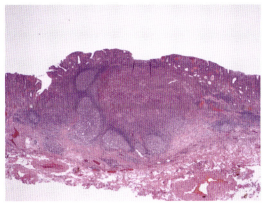

● 病理組織

切除標本ルーペ像。中分化型腺癌が，豊富なリンパ球および好中球浸潤を伴いながら粘膜下層まで浸潤している。周囲にリンパ濾胞を形成している。早期胃癌U，A，Type0-Ⅱa＋Ⅱc，3mm，tub2＞tub1，pT1b2（SM2），ly0，v0，UL（－），pHM0，pVM0と診断された。

各論

④症例 上皮性腫瘍
胃癌：Type4

 吉永繁高　張　萌琳　谷口浩和

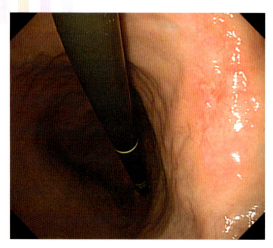

● 通常内視鏡

体下部から胃角部にかけて小弯を中心に壁の伸展不良を認める。

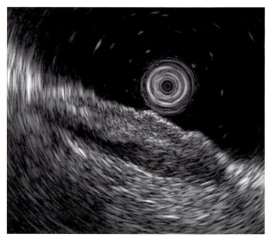

● EUS①

同部位のスキャンにて胃壁は層構造を保っているものの，全体的に不整に肥厚している。

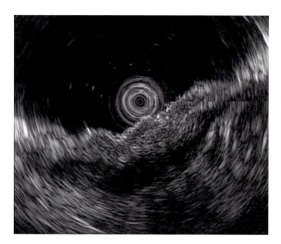

● EUS②

外側辺縁は不整で漿膜浸潤が疑われる。

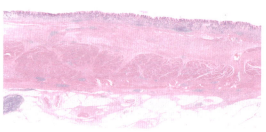

● 病理組織

切除標本ルーペ像。非充実性低分化型腺癌が層構造を保ちながら漿膜を越えて浸潤している。進行胃癌 U，L，Type4，74×53mm，por2＞sig，pT4a (SE)，sci，INFc，ly0，v1，ne3，pN0，UL(+)，pPM0，pDM0と診断された。

④症例 上皮性腫瘍

十二指腸癌：T1a（M）

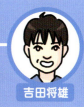
吉田将雄

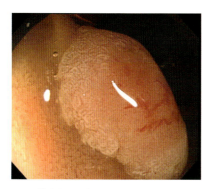

● 通常内視鏡①

十二指腸下行部，主乳頭口側に淡い発赤調を呈する10mmの隆起を認める。隆起の辺縁部においては白色不透明物質（white opaque substance：WOS）の沈着がみられるが，病変中心部では観察されない。

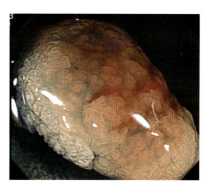

● 通常内視鏡②

インジゴカルミン散布後。病変表面には管状絨毛状構造がみられる。病変の立ち上がりは明瞭である。隆起表面に明らかな陥凹形成はない。

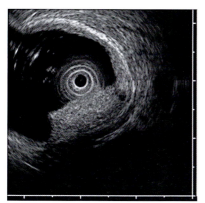

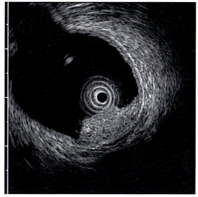

● EUS

隆起頂部では高エコーを呈し，深部では低〜等エコーとなる。病変の視認は困難であるが，第3層の構造に変化はなく，粘膜内病変と診断した。
＊：細径プローブ使用，20MHz

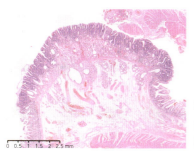

● 病理組織

HE染色（×1.5）。病変は粘膜内に増生した非腫瘍のブルンネル腺の表層に限局して存在していた。T1aN0M0 StageⅠ（UICC 8th）。

各論

④ 症例 上皮性腫瘍

十二指腸癌：T1b(SM)①

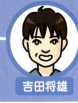
吉田将雄

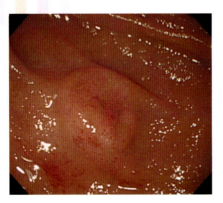

● 通常内視鏡①
十二指腸下行部，乳頭対側に中心陥凹を伴う14mmの平坦隆起を認める。

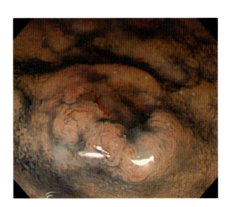

● 通常内視鏡②
インジゴカルミン散布後。隆起内にみられる陥凹は棘状の辺縁を呈し，隆起の立ち上がりはなだらかである。

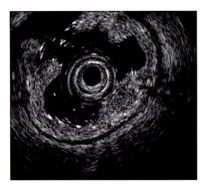

● EUS
病変は第2，3層を主体に存在する低エコー領域として認識される。比較的境界明瞭であるが，内部には砂状の高エコーが混在している。第3層の圧排所見が恒常的にみられ，粘膜下層への浸潤を疑う。
＊：細径プローブ使用，20MHz

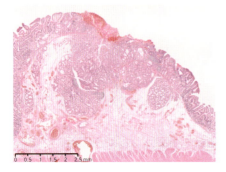

● 病理組織①
HE染色，ルーペ像。病変の立ち上がりは非腫瘍性粘膜で，粘膜下層にはブルンネル腺の増生がみられる。

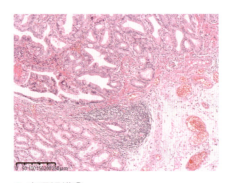

● 病理組織②
HE染色（×10），最浸潤部。一部に融合構造を伴う管状腺癌がブルンネル腺を置換するように粘膜下層に増殖しており，粘膜下層の間質への浸潤がみられた。T1bN0M0 Stage I（UICC 8th）。

各論

④ 症例 上皮性腫瘍

十二指腸癌：T1b（SM）②

石橋 嶺

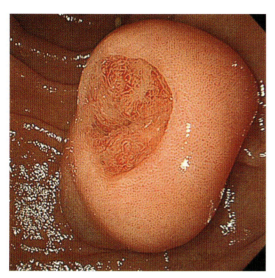

● 通常内視鏡

十二指腸下行部に20mm大の粘膜下腫瘍（SMT）様隆起を認める。頂部は陥凹し，上皮性変化が疑われた。おおむね硬いが，一部軟らかさも感じられる。

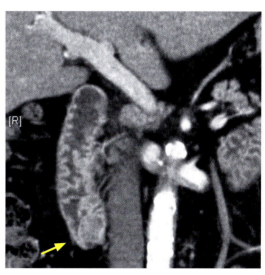

● CT

十二指腸下行部〜水平部付近に20mm程度の内腔に突出する腫瘍を認める。不均一な造影効果を認める。

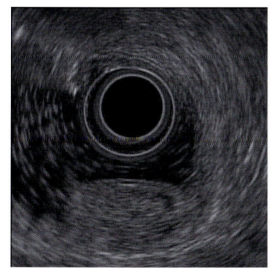

● EUS①

25mm大の立ち上がり急峻で均質である。第3層を主座とし，第4層は一部不明瞭になっている。内部に無エコーは認めない。カラードプラでは血流は認めなかった。

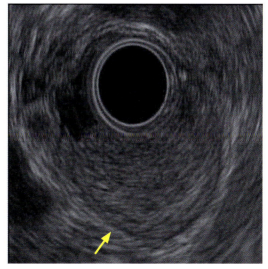

● EUS②

組織学的にadenocarcinoma, neoplasm of uncertain malignant potencial, SM, ly（−）, v（−）, UL（−）, pHM0, pVM0，粘膜下層に膨張性発育する胃型形質を示す腺癌と診断した。治療は十二指腸部分切除。

各論

④ 症例 上皮性腫瘍

十二指腸癌：T3（SS）

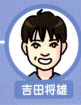
吉田将雄

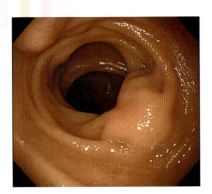

● 通常内視鏡①
十二指腸下行部，乳頭対側にひだ集中を伴い，立ち上がりなだらかな20mmの隆起を認める。

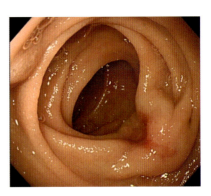

● 通常内視鏡②
頂部を観察すると不整形の潰瘍がみられる。辺縁隆起を被覆する粘膜は非腫瘍で，粘膜下浸潤傾向の強い腫瘍と考えられる。

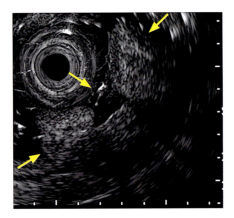

● EUS①
病変は第2，3層を主座として，高エコーが混在する低エコーとして認識される。
＊：細径プローブ使用，20MHz

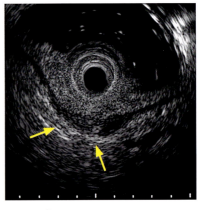

● EUS②
腫瘍直下で第4層は肥厚し，同部においては第4層の全層に砂状の高エコーが不均一に観察される。腫瘍は固有筋層を越えて深部に浸潤していると診断した。

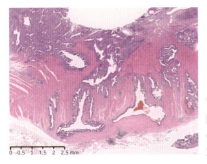

● 病理組織
HE染色（×1.5）。病変は，線維性間質の増生を伴いながら管状腺癌の像で深部に浸潤し，固有筋層を越える浸潤がみられる。T3N1M0 Stage ⅢA（UICC 8th）。

各論

④ 症例 上皮性腫瘍

直腸癌：T2（MP）

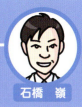
石橋 嶺

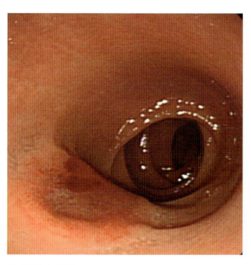

● 通常内視鏡

直腸Rs前壁に25mm大の周辺発赤隆起を伴う陥凹性病変を認める。やや厚みを伴い、襞の引きつれを認め、硬さを感じる。

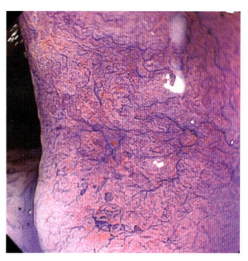

● 色素拡大内視鏡

ピオクタニン染色後。拡大観察ではVNpitを認めた。

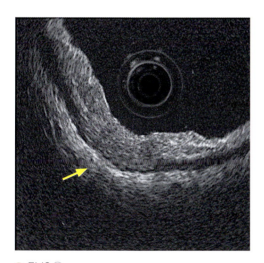

● EUS①

第1～3層を主座とする低エコー腫瘤。

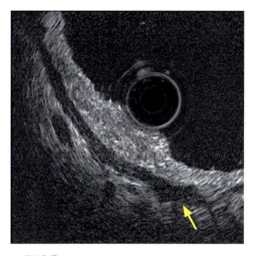

● EUS②

周辺隆起部では第4層は保たれているが、陥凹部では第4層との境界が不明瞭になり、深層に第4層を圧排している。組織学的にadenocarcinoma, Type2, Rs, mp, int, INFβ, aw（−）, ow（−）, ly（+）, v（+）, LN（1/14）、固有筋層（内輪筋）まで浸潤している。治療は高位前方切除術。

各論

④症例 上皮性腫瘍

直腸癌：術後局所再発

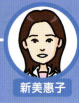
新美惠子

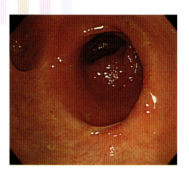

● 通常内視鏡

AV5cmに吻合部を認める。表面粘膜には再発を示唆する病変ははっきりしない。

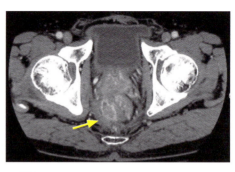

● CT

直腸癌術後。吻合部右側に連続し，造影される壁を伴った液体貯留を認める。術後局所再発が疑われる。

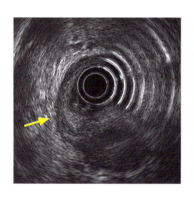

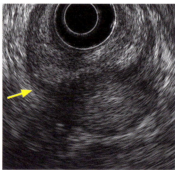

● EUS

第4層と連続する35mm大の不均質な低エコー病変。辺縁はやや不整で，内部は無エコーを伴っている。カラードプラ，パワードプラでは，周囲にやや血流を認める。

本症例の病理所見

最初の手術時：advanced cancer of the rectum, low anterior resection. -Well differentiated adenocarcinoma(tub1), Ra, Type 5, 7.0×6.5cm, pSE, int, INFb, ly0, v0, pPM0, pDM0, pRM0, LN(0/48), pStage ⅡB。

局所再発時：recurrent adenocarcinoma involving the rectum, Mile's operation。肉眼的には粘膜の変化はみられず，吻合部から連続した壁内，肛門側に約7.5×4.5×3.8cm大の腫瘤を認める。割面では，吻合部に連続して粘膜下に白色の線維化を認め，内部に膿瘍様の軟らかい乳白色巣を認める。組織学的には，吻合部に白色線維化巣内の膿瘍様部分主体に高分化から中分化型管状腺癌を認める。腫瘍周囲には膿瘍の形成，腫瘍内部には壊死巣がみられる。粘膜との明らかな連続性はみられない。腫瘍は既往と同様の組織像を呈しており，再発として矛盾しない。

各論

⑤症例 上皮性非腫瘍
過形成性ポリープ：胃

岸田圭弘

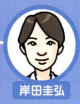

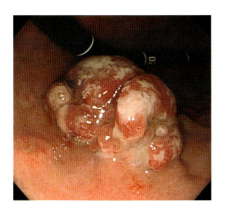

● 通常内視鏡①
胃体下部大弯に25mm大の発赤調隆起性病変を認める。

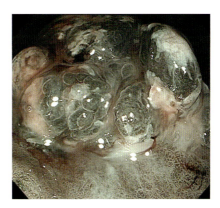

● 通常内視鏡②
NBI非拡大画像。表面にはびらんを伴い，窩間部の開大を認め，全体として腐れ苺状の形態を呈することから，腺窩上皮型の過形成性ポリープと診断した。

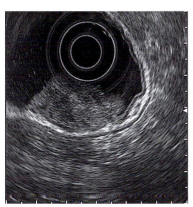

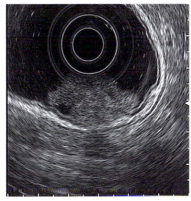

● EUS
第1，2層を主体とする，等〜やや低エコーを呈する腫瘤として認識された。第3層に明らかな変化を認めない。
◁：UC260使用，10MHz

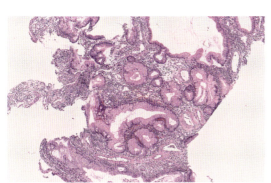

● 病理組織
生検。腺窩上皮が過形成を示しており，表層にびらんを伴っている。上皮に異型はみられず，悪性所見はない。また間質には好中球を含んだ炎症を伴っている。以上の所見より，過形成性ポリープと診断した。

⑤ 症例 上皮性非腫瘍

消化性潰瘍瘢痕：胃

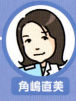
角嶋直美

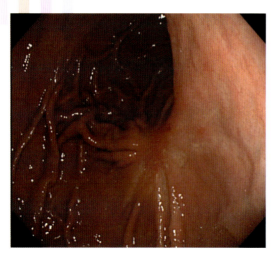

● 通常内視鏡①
体中部後壁に1点に集中する襞集中を認める。襞の先細りやステップダウン，途絶などは認めない。

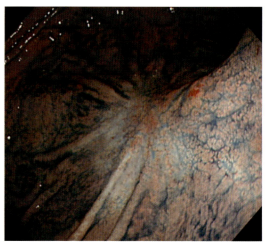

● 通常内視鏡②
染色後。色素散布像では中心に境界不明瞭な陥凹があるように見える。陥凹辺縁には明らかな蚕食像はなく，また陥凹内の粘膜は周囲とほぼ同様の粘膜を呈し，消化性潰瘍瘢痕を疑う。

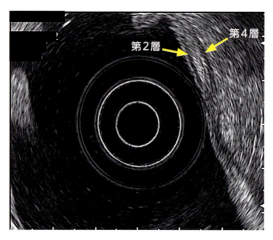

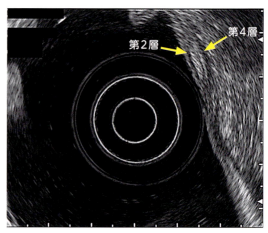

● EUS
第2層と第4層が癒合している。生検では悪性所見なく，消化性潰瘍瘢痕UL-Ⅲsと診断した。
＊：UE260使用，12MHz

各論

⑤ 症例 上皮性非腫瘍

結核：胃

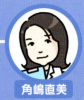
角嶋直美

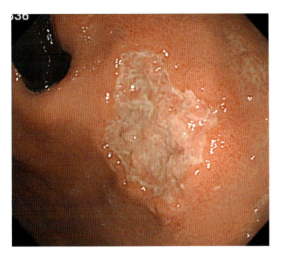

● 通常内視鏡

体上部前壁に30mm大の不整形な潰瘍性病変を認める。明瞭な辺縁隆起を伴い潰瘍底は凹凸が目立つが、きれいな薄い白苔に覆われる。潰瘍辺縁には明らかな蚕食像を認めない。

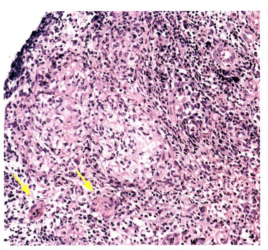

● 病理組織

HE染色（×200）。肉芽組織と少量の類上皮細胞に肉芽腫を認める。

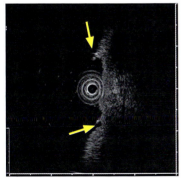
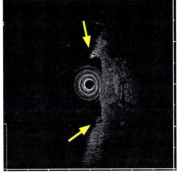
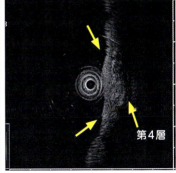

第4層

● EUS

病変は第1層～3層の境界比較的明瞭な低エコー腫瘤として描出され、一部第4層にも及んでいた。内部エコーは不均一であり、高エコーや等エコーが混じる。生検で類上皮細胞肉芽腫を認め、喀痰および胃液培養より結核と診断された。抗結核薬内服により1年後に病変の瘢痕化を確認した。
＊：細径プローブ使用，20MHz

⑤症例 上皮性非腫瘍 結核：胃 171

⑥ 症例 静脈瘤・その他

壁外性圧排：食道（椎体）

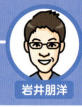
岩井朋洋

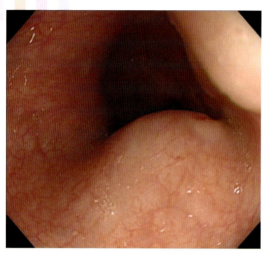

● 通常内視鏡

胸部上部食道後壁に表面は平滑で，立ち上がりなだらかな隆起を認める。粘膜面には血管模様の変化はみられない。

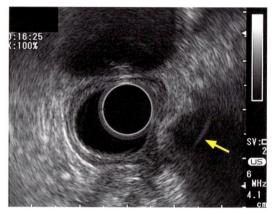

● EUS

食道壁の層構造は保たれており，壁内には明らかな病変を認めない。食道の壁外組織による圧排を認める。
＊：UE260使用，6MHz

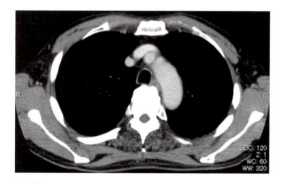

● CT

食道前壁側には大動脈，後壁側には椎体がそれぞれ隣接している。椎体による食道壁外圧排と診断した。

各論

⑥症例 静脈瘤・その他
壁外性圧排：脾動脈

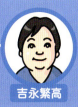
吉永繁高

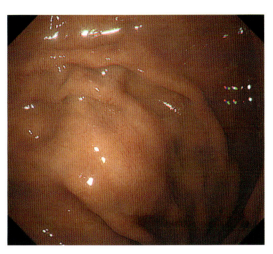

● 通常内視鏡

体上部大弯後壁寄りに15mm程度の粘膜下腫瘍様隆起を認める。

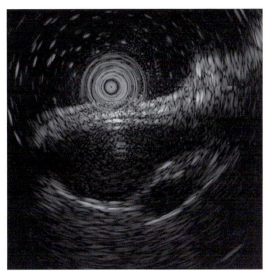

● EUS ①

胃壁外に類円形の病変があるように見え，低エコーというより無エコーである。

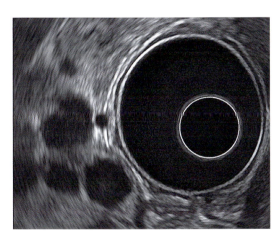

● EUS ②

専用機を用いたスキャンでは周囲に同様の類円形の無エコーな構造物を認める。

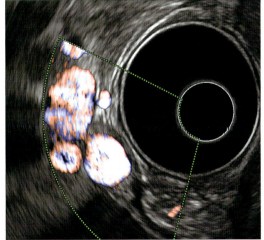

● EUS ③

ドプラにて血流を認め，脾動脈による圧排と考えられた。

各論

⑥ 症例 静脈瘤・その他

壁外性圧排：脾動脈瘤

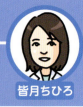
皆月ちひろ

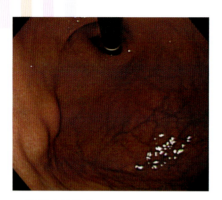

● 通常内視鏡①

体上部後壁に15mm大のふたこぶ状の表面平滑，立ち上がりなだらかな粘膜下隆起を認める。

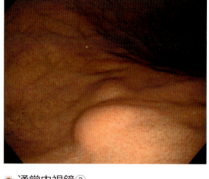

● 通常内視鏡②

頂部に明らかなびらんや潰瘍形成は認めない。鉗子圧迫ではcushion signは陰性であった。

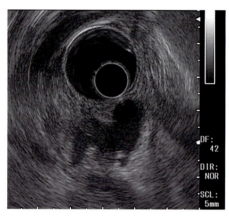

● EUS①

体上部後壁の胃壁外に低エコーを認める。

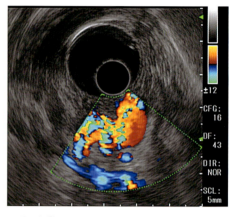

● EUS②

ドプラでは血流を認め，脈管と考えられた。

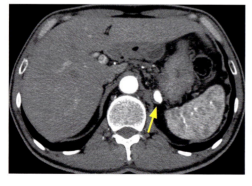

● CT

胃穹窿後壁に接して大動脈と同程度に造影される15mm大の腫瘤を認め，脾動脈との連続性が認められた。

各論

⑥症例 静脈瘤・その他

壁外性圧排：脾臓

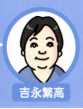
吉永繁高

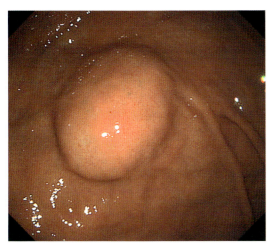

● 通常内視鏡

体上部大弯に3cm程度の粘膜下腫瘍様隆起を認める。

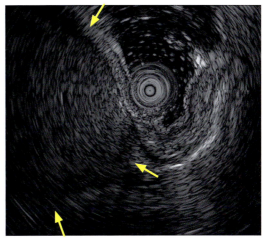

● EUS①

胃壁外に低エコー腫瘍（矢印）があるように描出される。

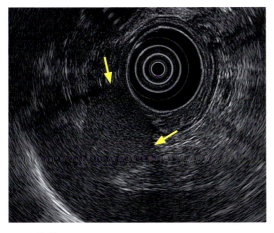

● EUS②

専用機によるスキャンにて，脾臓が瘤状になっており，その圧排であることがわかる。

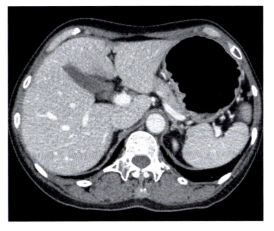

● CT

脾臓はEUSでの観察同様いびつな形態をしており，胃を圧排している。

各論

⑥ 症例 静脈瘤・その他

壁外性圧排：膵腫瘍

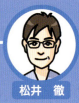
松井 徹

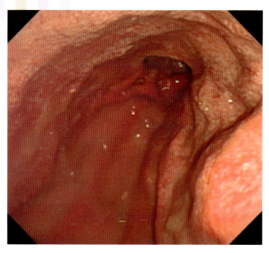

● 通常内視鏡

幽門側胃切除後。胃体中部後壁に立ち上がりなだらかで、いびつな隆起性病変を認める。表面は非腫瘍粘膜に覆われ、平滑である。

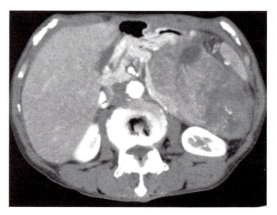

● 造影CT

左上腹部に、残胃および脾臓、膵臓に囲まれるように長径14cmの分葉状の腫瘤性病変を認める。

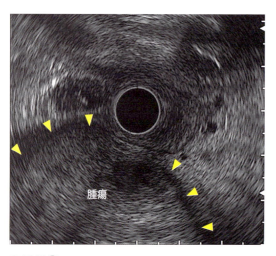

● EUS①

比較的明瞭な境界を持ち、内部はやや不均一な高エコー病変で、嚢胞様の領域が散在する。胃の壁構造は保たれている。
＊：UE260使用、6MHz

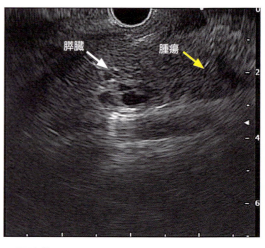

● EUS②

膵実質と腫瘍は連続しているように見えるが、beak signは確認できない。本症例はEUS-FNAでadenocarcinomaと診断され、手術が施行された。最終病理診断は膵管内乳頭粘液性腺癌 (intraductal papillary mucinous carcinoma：IPMC)、浸潤 (invasive) であった。
＊：UE260使用、6MHz

⑥ 症例 静脈瘤・その他

壁外性圧排：肝臓

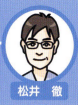
松井 徹

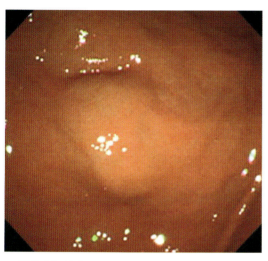

● 通常内視鏡①

胃体上部大弯に立ち上がりなだらかな粘膜下腫瘍様隆起を認める。表面は非腫瘍粘膜で被覆され，頂部は平滑である。

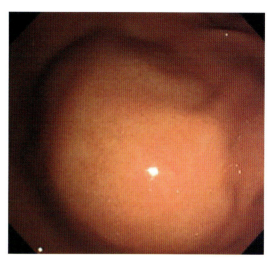

● 通常内視鏡②

脱気すると隆起がより明瞭となる。

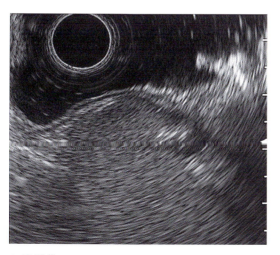

● EUS①

粘膜下腫瘍様隆起として認識されていた部分はEUSでは肝実質に相当し，胃壁と密着している。胃壁の層構造は保たれている。
＊：UE260使用，6〜7.5MHz

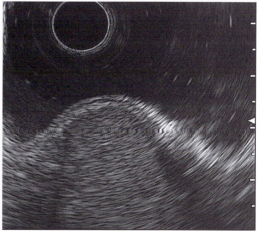

● EUS②

脱気すると圧排所見がより明瞭となる。
＊：UE260使用，6〜7.5MHz

⑥ 症例 静脈瘤・その他

壁外性圧排：肝囊胞

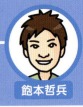
飽本哲兵

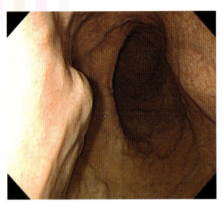
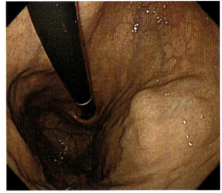

● 通常内視鏡
胃体部前壁の肝臓による生理的な圧迫部に，なだらかな粘膜下隆起を認める。

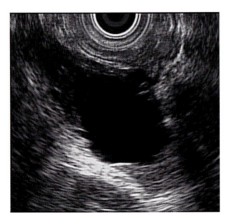
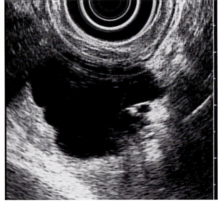

● EUS
肝に連続した多房性の無エコー腫瘤。後方音響増強を認める。

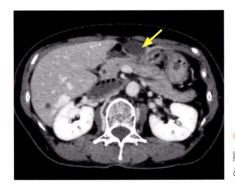

● CT
肝左葉に体部前壁を圧迫する低吸収域を認め，肝囊胞と診断した。

各論

⑥ 症例 静脈瘤・その他

壁外性圧排：腎嚢胞

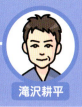
滝沢耕平

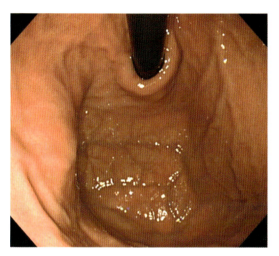

● 通常内視鏡

胃体上部後壁に立ち上がりなだらかな隆起性病変を認める。表面は周囲と同様の非腫瘍粘膜で被覆されている。脱気にて隆起は不明瞭となる。

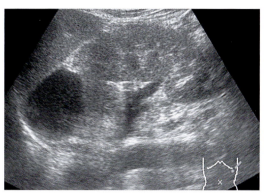

● US

左腎頭側に48×35mm大の嚢胞性腫瘤を認める。膵とは体位変換で離れ，左腎嚢胞を疑う。内部に隔壁あり，充実成分なし，明らかな内部血流なし。胃壁に接しており，壁外圧排の原因となっている可能性がある。

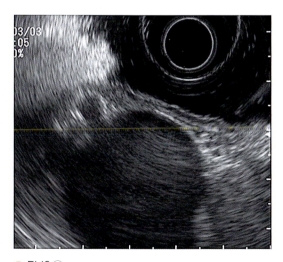

● EUS①

胃壁外に45×31mm大の境界明瞭な無エコー腫瘤を認める。腫瘤内部は均一な無エコーで，隔壁を認め，ドプラで血流は認めない。

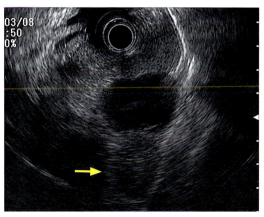

● EUS②

左腎臓と連続しており，左腎嚢胞による胃壁外圧排を疑う。

⑥ 症例 静脈瘤・その他

成熟奇形腫：大腸

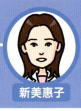
新美惠子

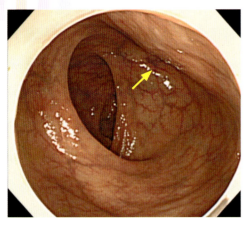

● 通常内視鏡

下部直腸右側に，なだらかな隆起を認める。表面にdelleは認めない。

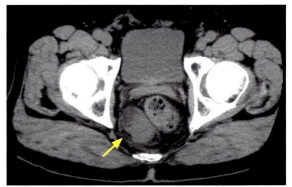

● CT

直腸右側壁外に5cm大の腫瘤を認める。内部はやや不均一で，脂肪成分を示唆する低吸収域が混在している。

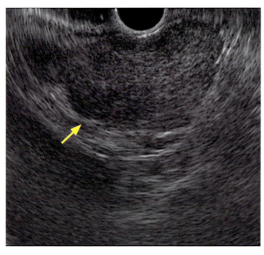

● EUS①

不均質な低エコー病変。辺縁はやや不整で，内部は無エコーを伴っている。カラードプラ，パワードプラでは，血流は乏しい。

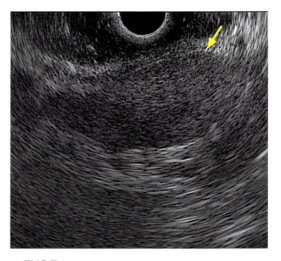

● EUS②

構造は認識しにくいが，消化管壁の筋層を病変直上で追うことができ，消化管外と考えられる。

⑥症例 静脈瘤・その他

静脈瘤：食道

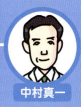
中村真一

▶症例A：F2RC0

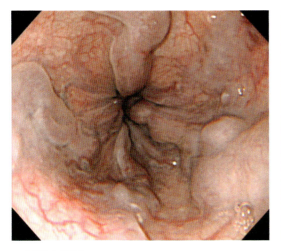

● 通常内視鏡

下部食道にF2RC0の静脈瘤を認める。

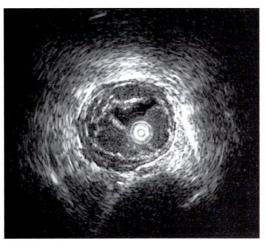

● EUS

食道内腔（壁内）に，内部に低エコーを呈する静脈瘤を認める。壁外には低エコーを呈する血管（傍食道静脈）を認めない。
＊：細径プローブ使用，12MHz

▶症例B：F2RC1

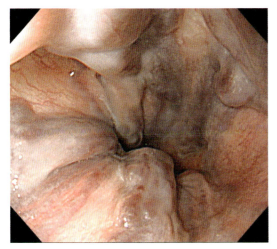

● 通常内視鏡

下部食道にF2RC1の静脈瘤を認める。軽度のred wale markingとcherry red spotを認める。

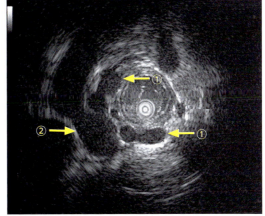

● EUS

食道内腔に静脈瘤を認めるとともに，壁外には低エコーを呈する傍食道静脈（①）と，その外側を回旋する太い血管（②）を認める。奇静脈系の血管と思われる。
＊：細径プローブ使用，12MHz

各論

⑥症例 静脈瘤・その他

静脈瘤：胃①

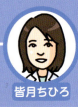
皆月ちひろ

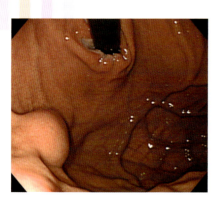

● 通常内視鏡①

穹隆部後壁に20mm大の正常粘膜に覆われた立ち上がりなだらかな粘膜下隆起を認める。

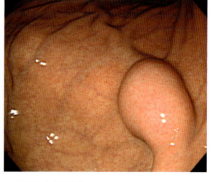

● 通常内視鏡②

表面平滑でびらんや潰瘍は認めない。鉗子圧迫ではcushion sign陽性であった。

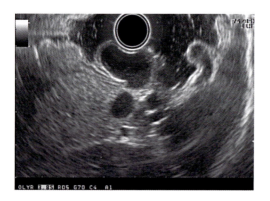

● EUS①

穹隆部後壁の隆起部に一致して壁外の血管に連続する内部は均質な低エコーを認める。表面は平滑で，境界は明瞭である。

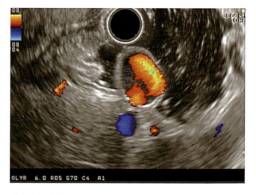

● EUS②

主座は第3層にあり，カラードプラでは内部に豊富な血流が描出される。

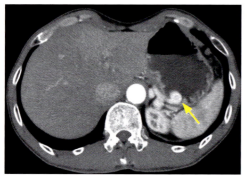

● CT

門脈相で胃噴門後壁に拡張した異常血管を認め，一部瘤状の拡張を伴い，左下横隔静脈〜副腎静脈，左胃静脈に還流している。

各論

⑥症例 静脈瘤・その他

静脈瘤：胃②

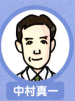
中村真一

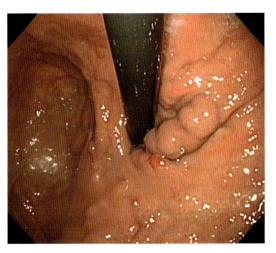

● 通常内視鏡

胃噴門部小弯に連珠状の粘膜下腫瘍様隆起を認める。食道静脈瘤と連続する胃静脈瘤Lg-cと診断する。

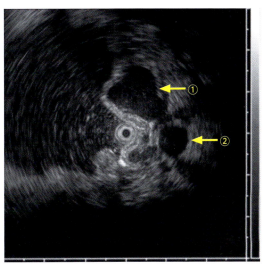

● EUS

通常内視鏡検査で認めた静脈瘤（①）のほか，胃噴門部小弯の壁外を貫通する血管（②）も認める。
＊：細径プローブ使用，12MHz

各論

⑥症例 静脈瘤・その他

胃重複

 和田友則 与田武徳

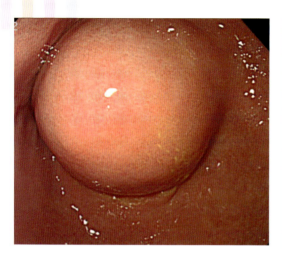

● 通常内視鏡①
前庭部後壁に60mm大の表面平滑な隆起病変を認める。表面にdelleは認めず，cushion sign陽性であった。

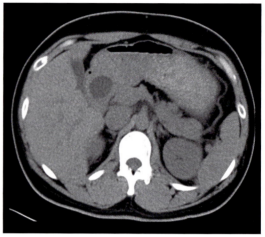

● CT
幽門部に60mm大の腫瘤を認める。内部は均一な低濃度域であり，嚢胞様であった。

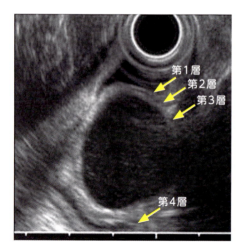

● 通常内視鏡②
第3層内に存在する内部均一な低エコー腫瘤。第4層内に存在する症例では重複胃の第1層が視認されれば確定診断に至るが，本症例では第3層（高エコー）に囲まれるため重複胃の第1層は視認できない。
＊：細径プローブ使用，20MHz

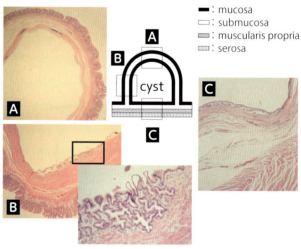

● 病理組織
術後病理所見。腫瘤内腔は腺管構造を伴う円柱上皮に覆われており，胃重複と診断した。

各論

⑥ 症例 静脈瘤・その他

結核：リンパ節

http://www.jmedj.co.jp/book/eus/005/

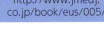
新美惠子

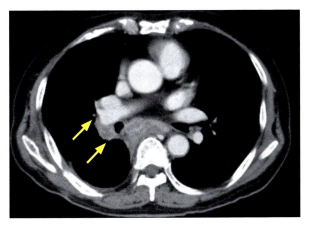

● CT
縦隔〜右肺門にかけて著明なリンパ節腫大を認める。リンパ節内は蜂巣状に壊死を伴っている。

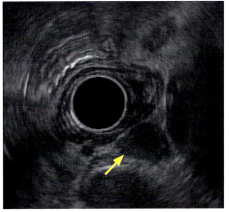

● EUS ①
縦隔にある多発する 20〜30mm 大の不均質な低エコー病変。

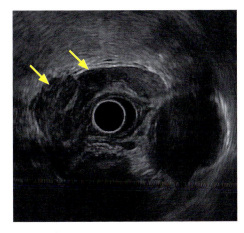

● EUS ②
辺縁はやや凹凸を認め，内部は無エコーを伴っている。

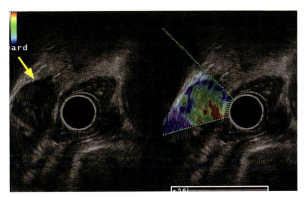

● EUS ③
エラストグラフィでは比較的軟らかい。カラードプラ，パワードプラでは血流を認めない。

各論

⑥ 症例 静脈瘤・その他

リンパ節腫脹：縦隔リンパ節①

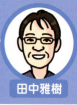
田中雅樹

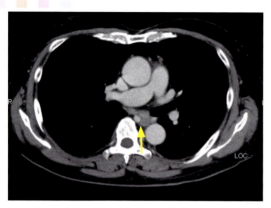

● CT

気管分岐部近傍に淡い造影効果を伴う15mm大の腫瘤を認める。

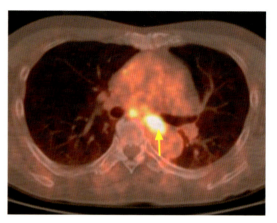

● PET-CT

腫瘤部に一致して強い集積を認める。

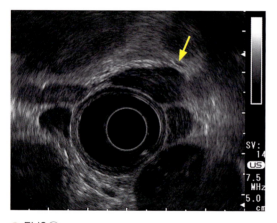

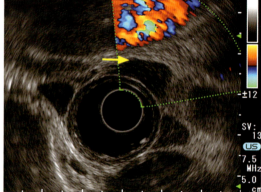

● EUS①

ラジアルにて食道壁の近傍に境界明瞭な低エコー腫瘤を複数認める。内部エコーは比較的均一で血流はみられない。

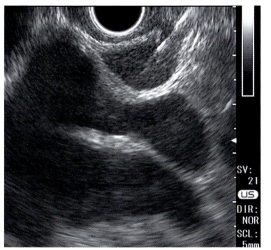 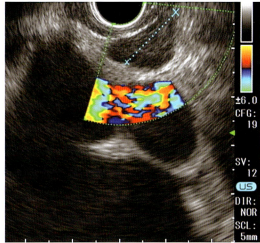

● EUS ②

EUS-FNAを行ったが腫瘍細胞は認められなかった。その後もCTおよびPET-CTによる経過観察を行い，現在まで2年間の経過でサイズ・形態に変化を認めていない。

> **本症例の読影ポイント**
>
> 　60代男性，検診目的のCT検査で縦隔リンパ節の経時的な増大を指摘された。
> 　EUSはCTよりも空間分解能に優れていることが知られている。本症例でもEUSにより腫瘤の形態をより詳細に評価可能であった。
> 　本症例ではPET-CTで強い集積を認めたことから悪性腫瘍の可能性も考えられたが，EUSによるリンパ節の形態は楕円形に近く，内部エコーも均一であることからEUS上は反応性腫大と診断し，FNA結果も同様であった。

各論

⑥症例 静脈瘤・その他
リンパ節腫脹：縦隔リンパ節②

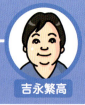
吉永繁高

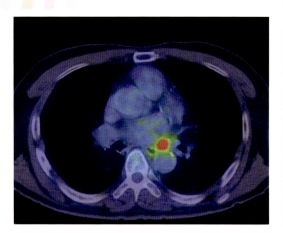

● PET-CT

右下葉肺扁平上皮癌術後7年目のPET-CTにて、左肺門に集積を認める。

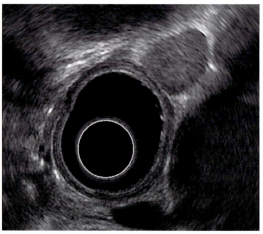

● EUS①

大動脈近傍に15mm弱の類円形の低エコー腫瘍を認める。

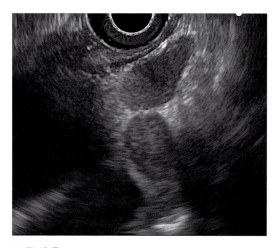

● EUS②

スキャン（コンベックス）にて勾玉様の低エコー腫瘍を2つ認める。内部エコーは比較的均一である。

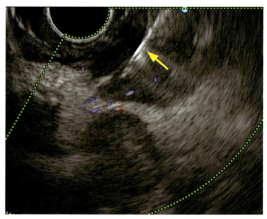

● EUS-FNA

同病変に対しEUS-FNAを施行（矢印：穿刺針）。組織診にて非小細胞癌と診断、再発と診断された。

各論

⑥ 症例 静脈瘤・その他

リンパ節腫脹：腹腔内リンパ節

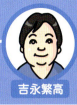
吉永繁高

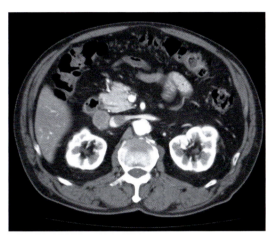

● CT
検診のCTにて後腹膜腫瘍を指摘され当院紹介となった。

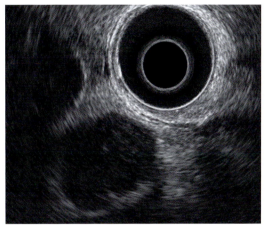

● EUS①
十二指腸下行部からのスキャンにて20mm強の類円形の低エコー病変を認める。

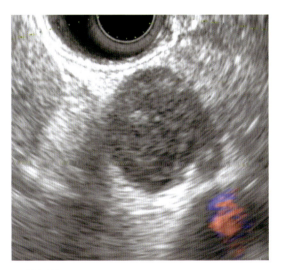

● EUS②
内部エコーはやや不均一である。

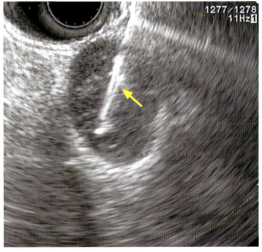

● EUS-FNA
同病変に対しEUS-FNAを施行（矢印：穿刺針）。組織診にてlow-grade B細胞性リンパ腫が疑われた。外科的にリンパ節切除が行われ，nodal marginal zone lymphomaと診断された。

索 引

● 欧 文

A
Aモード …………………………… 5

B
bridging fold ……………………… 119
Bモード…………………………… 5

C
cherry red spot ………………… 181
CH-EUS (Contrast Harmonic Echo) モード
………… 8
CHI (Contrast Harmonic Imaging) モード
………… 14

E
ELST (Elastgraphy) モード ……… 8, 14
EUS-FNA …………………… 28, 43
EUSガイド下胃空腸吻合術 (EPASS) ……… 66

G
gastric carcinoma with lymphoid stroma
…… 155
gastritis cystica profunda …………… 107
GIST ……………………………… 72

I
interventional EUS ……………… 10

L
lymphoepithelial lesion ……………… 102

M
Mモード ………………………… 5

N
nodal marginal zone lymphoma ……… 189

P
pink color sign ………………… 138
PW (Pulse Wave Doppler) モード ……… 8

R
red wale marking……………… 181

S
squamous cell carcinoma ……… 146

T
THE (Tissue Harmonic Echo) モード …… 8
THI (Tissue Harmonic Imaging) モード … 14
Trucut方式 ……………………… 40

V
VNpit ………………………… 167

W
white opaque substance (WOS) …… 163

● 和 文

あ
アニサキス ……………………… 123
亜有茎性腫瘤 …………………… 125
悪性リンパ腫 …………………… 73

い
インジゴカルミン …………… 163, 164
胃 ………………………………… 55
胃癌 ……………………………… 130
胃十二指腸閉塞 ………………… 66
胃空腸吻合術 …………………… 66
胃底腺型胃癌 …………………… 157
胃粘膜下腫瘍 (SMT) ………… 44, 55
胃排出路閉塞 (GOO) …………… 66
異所性胃腺 ……………………… 153
異所性膵 ………………………… 72

え
エコーゼリー法 ………………… 53
エラストグラフィモード ………… 8, 14
炎症性線維性ポリープ (IFP) ……… 113

お
折り返し現象 …………………… 6
音響陰影 (acoustic shadow) …… 112, 127
音響増強 ………………………… 178

か
カラードプラ法 ………………… 6
顆粒細胞腫 ……………………… 73
潰瘍性病変 ……………………… 101
管状腺癌 ………………… 164, 166
間葉系腫瘍 ……………………… 72

き
吸引法 …………………………… 46
筋線維症 ………………………… 150

く
クロマチン ……………………… 141
腐れ苺状 ………………………… 169

こ
コンベックス型スコープ … 9, 16, 19, 28
誤嚥 ……………………………… 38
抗菌薬 …………………………… 47

さ

細径プローブ ……………………… 34

し

脂肪腫 ……………………………… 72
十二指腸 …………………………… 58
十二指腸腫瘍 ……………………… 134
消化管間質腫瘍 (GIST) ………… 26
消化性潰瘍 ………………………… 152
上皮性腫瘍 ………………………… 129
漿膜 ………………………………… 162
食道 ………………………………… 51
食道癌 ……………………………… 129
食道気管支瘻 ……………………… 79
神経鞘腫 …………………………… 72
神経内分泌腫瘍 (カルチノイド) ……… 73
迅速細胞診 (ROSE) ……………… 47

す

ストローク法 ……………………… 46
膵管内乳頭粘液性腫瘍 (IPMN) ……… 43
膵管内乳頭粘液性腺癌 (IPMC) …… 176

せ

セルブロック法 …………………… 48
生検瘢痕 …………………………… 150
石灰化 ……………………………… 128
腺管 ………………………………… 151
腺癌 … 150, 152, 155, 159, 160, 162
腺房細胞 ……………………… 98, 99

そ

ソフトバルーン法 ………………… 53

た

ダクト (duct) 様構造 ……………… 96
大腸 ………………………………… 61
大腸癌 ……………………………… 132
脱気水 ……………………………… 36
脱気水充満法 (浸水法)
…………22, 30, 56, 59, 154

ち

虫垂 ………………………………… 128
超音波 ……………………………… 2
超音波診断装置 …………………… 4
超音波内視鏡下穿刺吸引針生検 (EUS-FNA)
………… 28, 43
――― の偶発症 ……………… 48
――― の穿刺針 ……………… 39
直腸 ………………………………… 61

と

ドプラ法 …………………………… 6
導管 …………………………… 98, 99

な

内視鏡的逆行性胆道膵管造影 (ERCP) ……… 31

に

日本食道学会分類B1血管
…………… 136, 137, 140
日本食道学会分類B2血管
…………… 139, 140, 143
日本食道学会分類B3血管 ………… 145

ね

粘膜下腫瘍 ………………………… 70

は

パルスドプラ法 …………………… 6
パルス反射法 ……………………… 5
バルーン (圧迫) 法 ………… 22, 30, 56
バレット食道癌 …………………… 133

ふ

プローブ (プローベ, 探触子) …… 5
ブルンネル腺過形成 ………… 124, 125

ほ

傍食道静脈 ………………………… 181
紡錘形細胞
…… 75, 76, 82, 83, 84, 86, 120

む

無エコー腫瘤 ……………………… 179
無血管野 (AVA) …………………… 139

ら

ラジアル型スコープ ……… 9, 15, 19, 22
ランゲルハンス島 …………… 98, 99

り

リンパ管腫 ………………………… 73
リンパ上皮病巣 …………………… 102
リンパ濾胞 …………………… 139, 161

れ

連続波ドプラ法 …………………… 6

● 編者紹介

藤城光弘 (ふじしろ みつひろ)
東京大学医学部附属病院 消化器内科 准教授

1995年　東京大学医学部卒
1995年　東京大学医学部附属病院内科研修医
1996年　日立製作所日立総合病院内科研修医
1997年　国立がんセンター中央病院消化器内科レジデント
2005年　東京大学医学部附属病院消化器内科助手
2007年　東京大学医学部附属病院消化器内科助教
2009年より現職

消化管EUSパーフェクトガイド

定価（本体8,000円＋税）

2017年12月20日　　第1版
2018年10月23日　　第1版2刷

- **■編　者**　　藤城光弘
- **■発行者**　　梅澤俊彦
- **■発行所**　　**日本医事新報社**
  〒101-8718 東京都千代田区神田駿河台2-9
  電話　03-3292-1555（販売）・1557（編集）
  www.jmedj.co.jp
  振替口座　00100-3-25171
- **■印　刷**　　日経印刷株式会社

© 藤城光弘, 2017　Printed in Japan

ISBN978-4-7849-4722-5　C3047　¥8000E

> ・本書の複製権・翻訳権・上映権・譲渡権・公衆送信権（送信可能化権を含む）は（株）日本医事新報社が保有します。
>
> ・**JCOPY** ＜（社）出版者著作権管理機構 委託出版物＞
> 本書の無断複写は著作権法上での例外を除き禁じられています。複写される場合は，そのつど事前に，（社）出版者著作権管理機構（電話 03-3513-6969，FAX 03-3513-6979，e-mail:info@jcopy.or.jp）の許諾を得てください。